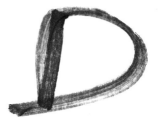

D0710705

Tantra

ROBIN
BOOK

Tantra

Fei Wang

esenciales

**ROBIN
BOOK**

© 2014, Fei Wang

© 2014, Ediciones Robinbook, s. l., Barcelona

Diseño de cubierta: Regina Richling

Ilustración de cubierta: iStockphoto.

Diseño interior: Eva Alonso

ISBN: 978-84-9917-348-1

Depósito legal: B-621-2014

Impreso por Gràfiques Cromo Quatre, c/ Amílcar, 80, 08032 Barcelona

Impreso en España - *Printed in Spain*

Mucha gente hace el amor pero no tiene ni idea de lo que es el orgasmo, porque ellos mismos ya están exhaustos. Cuando están haciendo el amor, están vacíos; cuando hacen el amor, no tienen ninguna energía para compartir. Cuando hacen el amor, no pueden desbordarse.

Su orgasmo a lo sumo es genital. Su orgasmo es muy pequeño, una cosa mediocre; nada que tenga algún valor espiritual. Es como un estornudo. Sí, después de un estornudo te sientes un poco mejor. O como rascarse la espalda, sientes placer y quedas aliviado.

El orgasmo no es un alivio: el orgasmo es una celebración. Y el orgasmo es tu encuentro con el todo, a través del otro. El orgasmo es siempre divino —el otro es la puerta y tú entras en lo divino.

Osho

Índice

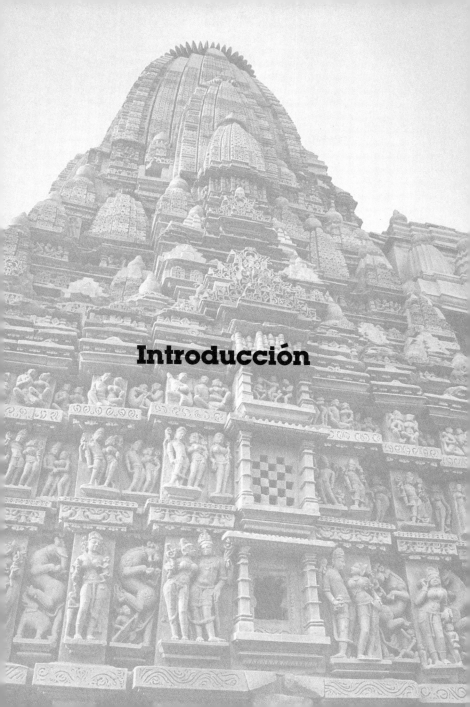

Introducción

Este libro es una guía extraordinaria sobre la práctica ancestral denominada tantra, que consiste en la utilización del deseo como sendero hacia la realización personal.

Este camino que nació en la India hace miles de años rinde culto a lo que sucede dentro del cuerpo humano con el fin último de que la persona sea capaz de amarse y amar al otro.

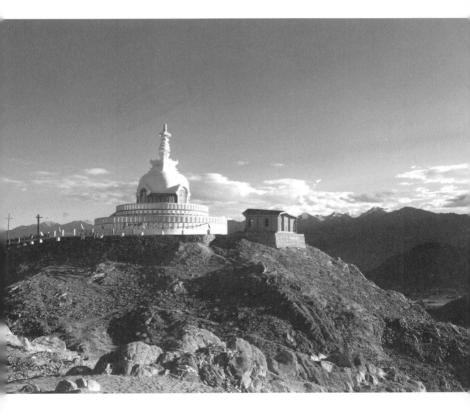

El camino del tantrismo surge de un principio básico, y es entender que la vida está formada por un costado femenino o Shakti y un lado masculino o Shiva. El misterio es la integración de ambos y para ello es necesario un cuerpo y una mente saludable y relajada, con un cierto excedente de energía personal y una actitud mental positiva.

El tantra no es más que algo que sucede, es la vida misma, una fragancia, la música que surge del corazón al ver una imagen bella, al reconocernos en el otro, al sentir la inmensidad del vacío del cielo. Con ello quiero decir que el tantra no es únicamente una mirada al sexo y al erotismo, es la capacidad para mirar en el interior de las personas, de dejarse embriagar por la esencia de quienes amamos.

Tantra también significa despojarse de todas las creencias, moralidades y conceptos de la mente, para crear el espacio interno que uno precisa para concebir la verdad infinita y atemporal que nos aporta herramientas de comprensión y aceptación de nuestra naturaleza y que nos permiten amarnos a nosotros mismos y a nuestro prójimo.

Esta guía le llevará por un camino sin prejuicios, un camino que le liberará de tensiones acumuladas por experiencias pasadas, cicatrizará heridas antiguas y le abrirá la mente a nuevas pautas para que el amor fluya con confianza y amor.

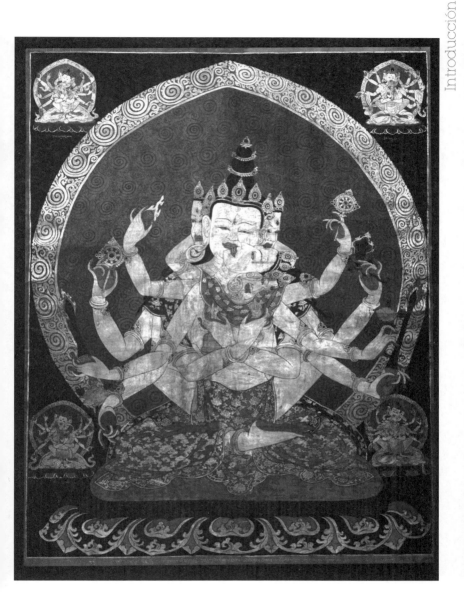

1. Un camino de realización personal

El tantra es un conjunto de prácticas procedentes del hinduismo y el budismo que utilizan el deseo y el culto a la energía femenina como un medio para alcanzar la Iluminación.

La palabra *tantra* significa en sánscrito "urdimbre" "parte esencial" mientras que en tibetano puede traducirse como "proceso hacia la Iluminación". En la actualidad constituye una de las tendencias del hinduismo contemporáneo así como una práctica esencial en las escuelas del budismo tibetano.

El objetivo del tantra es la reintegración del individuo en la fuente primigenia, esto es, en Shiva. La energía es el vehículo mediante el cual la consciencia individual se une a la conciencia pura o divinidad.

El objetivo más elevado que puede alcanzar un ser humano es la Iluminación completa, un estado de paz absoluto en el que se han borrado los obstáculos que hacen vacilar a la mente y en el que aparece la sabiduría, la compasión y la bondad. Los caminos para llegar a este proceso aparecen en las enseñanzas mahayanas. El budismo mahayana es una de las principales ramas de la fe budista. Se originó en la India y posteriormente fue propagándose a otros países asiáticos. Sus seguidores consideran su doctrina como la plena revolución de la Naturaleza. De todo ello se deduce que:

Shiva

Shiva es uno de los dioses de la Trinidad hinduista junto a Brahma y Visnú. Está considerado el dios supremo y se le describe como un yogui omnisciente que vive una vida ascética en el monte Kailash.

Shiva tiene tres ojos, uno de los cuales se halla en medio de su frente, por lo que tiene capacidad para ver el pasado, el presente y el futuro. Se le representa con una luna en cuarto creciente sobre su frente, una serpiente alrededor de su cuello y un collar de calaveras, símbolos todos ellos del paso del tiempo. Su esposa es Sati, deidad adorada por los shaktas. Cuando Sati se suicida, Shiva toma por esposa a Parvati, cuyo nombre significa "hija del monte Parvata".

La tradición señala que con la mirada ardiente de su tercer ojo, Shiva es capaz de incendiar todo el Universo, de ahí que sus seguidores se cubran el cuerpo con cenizas mortuorias.

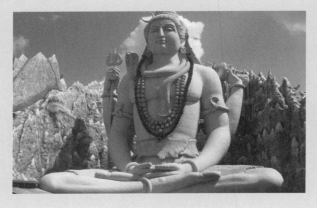

- El tantra es un sistema en el que todo funciona de manera conjunta. No se trata pues, de actividades aisladas, sino que todo transmuta hacia un fin global que es la Iluminación.

- En el tantra el cuerpo humano debe entenderse como un templo construido con el cuerpo físico y el cuerpo energético.

- La energía sexual es la base de la que se nutre el tantra, es su punto de partida. El deseo se amplifica sobre el templo del cuerpo para crear más energía sexual.

- El tantra transmuta la energía sexual, la transforma, sublima, convierte en otro tipo de energías. Una vez transmutada se convierte en energía espiritual.

- El tantra amplifica el poder interior de las personas, se potencia en favor de un proceso alquímico que lleva a la transformación personal.

- Los fines superiores del tantrismo están relacionados con la trascendencia del Ser. Mientras que para algunos el tantra acerca a la divinidad, para otros es un poder que nos acerca al bien en el sentido más amplio.

El budismo mahayana

Esta rama del budismo reconoce en la enseñanza del propio Buda más un método que no una doctrina. Las escrituras mahayana fueron fijadas en el siglo I d.C. Se trata de una serie de sermones que proceden de la tradición oral que establecen una serie de reglas cuyos principios son la pobreza y el celibato.

Mahayana postula un número infinito de Budas, seres iluminados que, a través de la compasión, retrasan su aprobación final al estado trascendente del nirvana.

Otra importante doctrina mahayana es la vacuidad (sunyata) de todas las cosas, esto es, la existencia de la nada más allá de nuestra mente. Aunque algunos textos aislados enseñan que algunos seres vivos no pueden obtener la Iluminación, el budismo mahayana sostiene que cualquier cosa sensible puede llegar a alcanzarla.

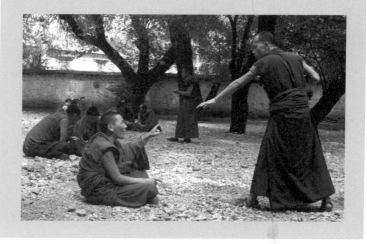

Tantra y sutras

Los sutras son los discursos de Buda o de alguno de sus discípulos directos. Son, pues, los textos escritos que exponen las enseñanzas y preceptos para alcanzar la Iluminación o la realización espiritual del ser humano.

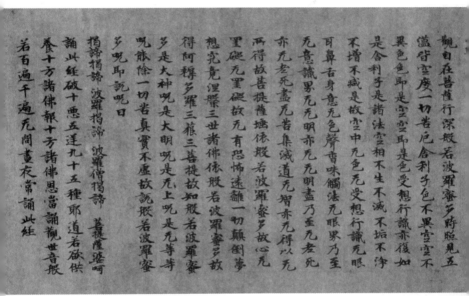

Los discursos de Buda se organizan de acuerdo al estilo en el que fueron expuestos y se dividen en doce categorías:

- **Sūtra:** discurso en prosa.
- **Geya:** discurso con prosa y verso mezclados.
- **Vyākarana:** explicación, análisis.
- **Gāth:** verso.
- **Udāna:** diálogo inspirado.

- **Ityukta:** comienzan con "He aquí lo que el Bhagavan dijo".
- **Jātaka:** historias de vidas anteriores.
- **Abhutadharma:** concerniente a maravillas y eventos milagrosos.
- **Vaipulya:** discursos extensos.
- **Nidāna:** las enseñanzas son dadas dentro de sus circunstancias.
- **Avadāna:** cuentos de hazañas.
- **Upadesha:** instrucciones definidas a tener en cuenta.

Los sutras presentan los temas básicos para alcanzar el estado de Iluminación de Buda. Los tantras presentan prácticas avanzadas basadas en los sutras, combinando expresiones físicas, verbales y mentales y entretejiéndolas como una urdimbre, como una tela a la que hay que tejer, en un sendero holístico de desarrollo. Las prácticas del tantra sirven como una estructura para entrelazar los temas del sutra que tejen la alfombra de la Iluminación.

El objetivo del tantra es la reintegración en la pura conciencia original, un estado de "superconciencia" equivalente a lo que conoceríamos como "despertar".

El tantrismo es un elemento esencial en la vida religiosa de la India y de su pensamiento filosófico. De él derivan algunos de los rasgos fundamentales del hinduismo antiguo y moderno, como el culto a la diosa Kali, los mantras, la sexualidad ritual, etc.

Hay dos vertientes en el tantra, el de la mano derecha (Dakshinamarga), que se limita únicamente a la visualización y el de la mano izquierda (Vámamarga), que lleva a la práctica lo que la otra sólo visualiza de manera conceptual.

- **Dakshinamarga:** También llamado tantra del Camino de la derecha o de la mano derecha. Se basa en la meditación y acepta la transformación de la energía sexual, sólo bajo la forma de la sublimación, ya que recomienda el celibato y la castidad. Es practicada por los sanyasin, quienes se abstienen del sexo, transmutando la energía sexual en energía espiritual. Se encuadra dentro de la corriente que considera el mundo como una ilusión que es necesario trascender. En esta rama, todos los ritos se realizan de forma simbólica. Es el más popular y aceptado por la ortodoxia védica, ya que es respetable y es el que suele seguirse en los monasterios.

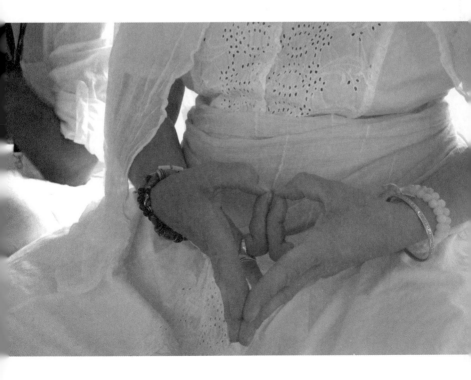

- **Vámamarga:** También llamado tantra del Camino de la izquierda o de la mano izquierda. Es practicado por los kaula. Se basa en prácticas rituales que incluyen relaciones sexuales. Se sirven de la relación sexual para alcanzar la Iluminación.

El tantra apunta hacia la transmutación de la energía sexual. Es un camino oculto, reservado, es el camino de la magia, de los poderes especiales, místicos y psíquicos. La ciencia de esta rama, sólo está dirigida a personas que han sido iniciadas por un maestro, ya que en los rituales, cada acto tiene un especial simbolismo y significado. Se utiliza el sexo como herramienta para alcanzar la Liberación.

Trascender el sexo

El concepto tántrico de amor sexual se refiere a que el sexo no debe considerarse como un apetito que debe ser saciado, sino que se trata de aflorar un sentimiento de amor profundo cuyo sentido es prolongar el éxtasis entre los amantes, potenciando su energía vital desde lo más hondo. El sexo se considera así como una especie de acto divino que busca desarrollar la inteligencia creadora a partir de una serie de conceptos como son el entusiasmo, la vitalidad y los sentimientos positivos que inundan e iluminan el alma de los amantes.

Cuando el sexo se reprime, el individuo no puede alcanzar la Iluminación, no puede trascender su ser y por tanto queda lejos de alcanzar su mayor potencial de energía y bienestar. Al abrir el corazón, se produce una conexión profunda con "el otro", un verdadero encuentro capaz de sublimar los sentimientos más escondidos y de transformar la persona en un nuevo ser.

Beneficios del tantra

Los beneficios que se obtienen de la práctica del tantra son muchos y diversos. El más evidente es que genera energía y vitalidad en la pareja. Es también un camino de autoconocimiento y superación personal que trasciende la dualidad y ayuda a fusionar lo racional con la parte más intuitiva de cada persona. También es capaz de sanar las heridas emocionales y desbloquear problemas psíquicos.

El tantra busca la armonía, por tanto ayuda a vivir la vida en plenitud, fomentando la consciencia y la sensación de vitalidad. Conecta a la persona con sus sueños, desarrolla la intuición y la clarividencia.

Al canalizar la energía sexual se estimula la actividad cerebral, por lo que aumenta la capacidad de la mente, se armonizan los dos hemisferios y se desarrollan los sentidos físicos y psíquicos, así como la capacidad con el subconsciente.

En el seno de la pareja aporta una mayor confianza, intimidad, comunicación y plenitud sexual entre ambos amantes, fomentando la fantasía, la capacidad erótica, las habilidades de comunicación y la capacidad de satisfacerse.

Música y danza

La música y la danza sirven para distribuir y canalizar la energía, ya que el tantra sostiene que la vida es una danza continua y sagrada. No en vano a Shiva se lo representa en ocasiones como un bailarín.

El tantrismo sostiene que todo lo que nos envuelve es energía que se halla en diferentes estadios. Cuando una persona se halla deprimida o somnolienta, su energía es baja. Ello es debido a que la energía se halla estancada en los primeros chakras, sin posibilidad de fluir. Por ello, la danza y la música pueden hacer que fluya esa energía hacia estadios superiores y mejore el nivel de ánimo.

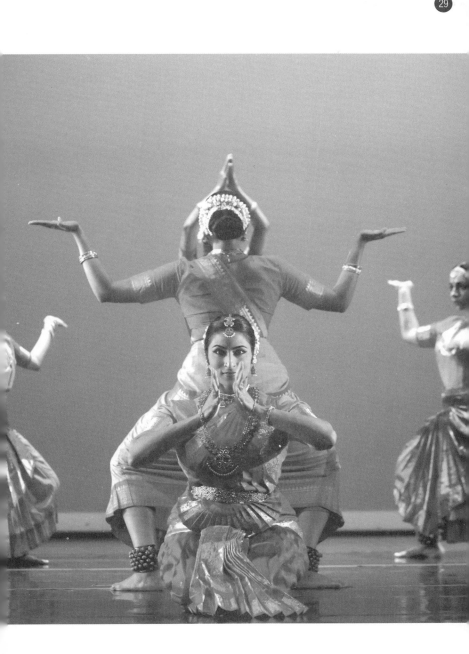

El tantra hace que las células se muevan, que el corazón se llene de entusiasmo y el cuerpo rezume optimismo y vitalidad. El movimiento induce también al equilibrio y la armonía, al éxtasis de los sentidos.

Todas las danzas liberan endorfinas del cerebro y aumentan la dopamina que nos hace sentir más relajados y motivados. La danza es una forma de comunicación, de unirse a los otros en un lenguaje donde el corazón no usa las palabras sino el movimiento y la alegría del cuerpo. Las danzas de los templos tántricos tenían como fin despertar la energía sexual.

Las danzas tántricas inducen a estados profundos de meditación en movimiento, libera de tensiones y estrés y estimula la energía Kundalini que todos llevamos dentro.

En cada danza se busca fundamentalmente que el cuerpo elimine la tensión y la represión en algunas áreas para que se libere. Esta primera liberación del cuerpo es seguida por la liberación de energía. La música, los ritmos y la respiración de limpieza harán que las emociones y la mente suelten el control.

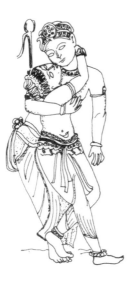

La danza, además, despierta la sensualidad, dando energía al cuerpo a modo de catarsis, donde la respiración consciente es el factor fundamental para lograr una verdadera desconexión mental. Se trata de abandonarse al movimiento puro, tratando de conectarse con lo instintivo. La danza hace vibrar hasta las fibras más íntimas, penetra la emoción y colma de entusiasmo la conciencia.

Las invocaciones

Los mantras son recursos para invocar a un dios o bien son sílabas que se hacen vibrar con la fuerza de la voz en el momento de la meditación. Su finalidad es sosegar la mente ya que el individuo debe concentrarse en la repetición del sonido. Este sonido litúrgico constituye un lenguaje divino y es un aspecto más en el proceso hacia la Iluminación.

Los mantras se repiten un determinado número de veces y su principio básico es la vibración que produce su sonido, que genera energía y opera cambios en la persona.

El mantra más popular es la sílaba "Om", el sonido creador de Universo y el principio de la existencia. La combinación de la vibración del sonido y la intención con la cual se utiliza hace que cualquier mantra sea poderoso y efectivo.

Los principales mantras y sus atributos son:

- **Sri Om Gam** - la fuerza, el poder, la sexualidad y el deseo de despertar.
- **Sri Om Klim** - opera en el ámbito del amor y la compasión.
- **Om Klim Krom** - felicidad y conciencia.
- **Om Namah Shivaya** - estimula la energía masculina y el poder de Shiva.
- **Om Namah Shaktiaya** - estimula la energía femenina y la energía de Shakti.
- **Om Tat Sat** - expresar lo que soy.
- **Om Shanti** - la paz, la recopilación y el aquietamiento.
- **Klim Namah Om Krishnaya** - el afecto y la fuerza.

2. Procedencia del tantra

El tantrismo es un movimiento que surgió en la India en el siglo IV d.C. Esta doctrina se basa en un conjunto de escritos llamados *Tantra* que aparecieron en el siglo VI a.C. de la mano de Buda. Estas escrituras revelan una serie de doctrinas que pueden beneficiar a toda la humanidad, si bien hay instrucciones especiales para cada clase de ser humano. La forma de redacción de estos textos en sánscrito es de un lenguaje sencillo, aunque cada palabra tiene un significado simbólico. El tantra celebra la divinidad en todos los seres; por esta razón, sus seguidores no rehúyen prácticas y métodos que, en otros contextos espirituales, se considerarían pecaminosos.

El *Vigyan bhairav tantra* es un texto clave que presenta un diálogo entre Shiva y su consorte Deví. Deví, la diosa, le pide a Shiva que revele la esencia del camino a la realización de la realidad más elevada. En su respuesta aparecen brevemente 112 métodos de meditación con el objetivo de ingresar en un trascendental estado de consciencia. De ellos, sólo seis hacen referencia al deseo sexual:

"Habiendo constatado la emergencia de un deseo, que se le ponga fin bruscamente. Cualquiera que sea la fuente de la cual surgió, que allí mismo se reabsorba."

"Antes de que la voluntad, el conocer o el deseo hayan surgido, es preciso preguntarse ¿Quién soy yo? Tal es, en el orden más profundo, la naturaleza del Yo (sin voluntad, conocimiento ni deseo). Que el pensamiento se identifique a ello, se abisme en ello."

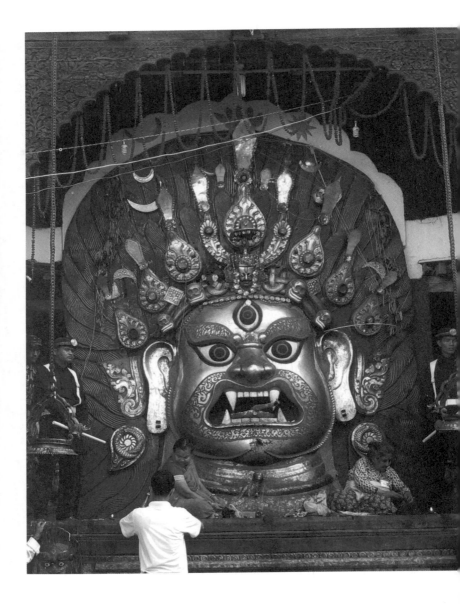

"Pero una vez que voluntad y conocimiento ya han aparecido, entonces se debe adherir todo el ser al surgimiento de la energía deseante y cognosciente (olvidando el objeto de deseo o de conocimiento), sin mirar a nada más: entonces, intuitivamente, el Sentido Ultimo de la Realidad será percibido."

"Sin causa, sin soporte, embaucador por naturaleza: así es todo conocimiento relativo. En el orden de la Realidad Absoluta, este conocimiento relativo no pertenece a ningún sujeto limitado. Oh Bien amada, quien se consagra enteramente a esta meditación llega a ser Shiva."

"Aquel que tiene como propiedad la Consciencia, reside en todos los cuerpos; en ninguna parte existe diferenciación. Todo está hecho de esta Consciencia: darse cuenta de ello, es dominar el devenir."

"Si se consigue estabilizar la consciencia mientras se es presa del deseo, de la cólera, de la avidez, de la desorientación, del orgullo, de los celos; la inmutable Realidad que está detrás de esos estados, la tranquilidad que subyace, subsiste sola."

Un ritual llamado Maithuna

Maithuna es un término sánscrito utilizado para denominar la unión sexual dentro de un contexto ritual. Este ritual pretende que la mujer y el hombre se sientan en armonía con la función sexual de la energía.

La energía sexual es fuente de placer, de vida y de transformación. El sexo no se entiende como una mera descarga genital sino como un intercambio de las energías femeninas y masculinas para sentirse lo mismo. El tantra sostiene que en el inicio un solo ser, de carácter andrógino, se dividió en dos sexos diferentes y por ello se unen para encontrarse y volver a ser de nuevo un solo ser.

Igual que el espíritu no es nada sin la materia, la pareja no es nada si no trabajan juntos para lograr la armonía. Sólo cuando la unión ha sido consagrada, se considera que Maithuna alcanza su plenitud. Cuando esta transferencia de energía que ocurre en el seno de la pareja se experimenta la felicidad a través de la unión de los cuerpos sutiles.

Existen cinco niveles de Maithuna previos a la unión del lingam al yoni:

- **El plano mental:** Cuando el deseo en la pareja es mutuo es fácil convertir la visualización de ese deseo en realidad.

- **La mirada:** La mirada suele ser la primera forma de penetración en el otro. Una mirada cargada de erotismo conduce más fácilmente a la unión espiritual de la pareja y, en último término, al orgasmo. La mirada es una puerta abierta a experimentar nuevas sensaciones.

- **La palabra:** Un ritmo pausado, un tono de voz sensual, unas palabras escogidas intencionadamente pueden conducir más fácilmente al goce y al placer. La palabra es un estímulo para la sexualidad, promueve la excitación y alimenta las fantasías.

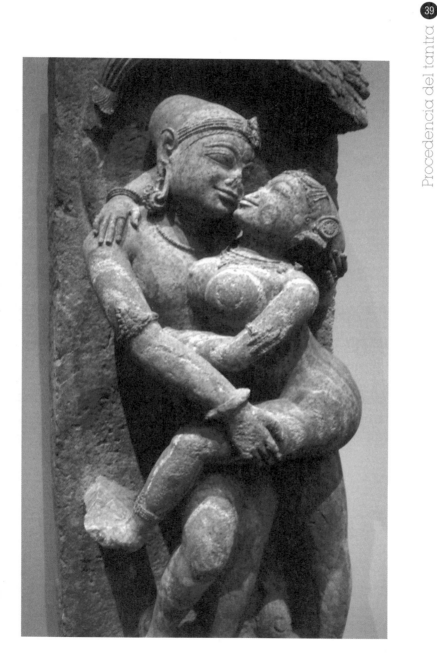

- **Las caricias:** Los efectos de las caricias son evidentes en el fortalecimiento de una relación. Las caricias liberan endorfinas y producen un intercambio energético en la pareja.

- **El beso:** Los besos son un poderoso mecanismo para la unión sexual, ya que prolongan el deseo y constituyen una fuente inagotable de placer. Deben realizarse con suavidad, explorando los labios del otro, alternando la presión con la succión, transmitiendo el deseo y las sensaciones más profundas.

Los yantras en los rituales tántricos

Yantra significa literalmente "concepción mental". Se trata de representaciones geométricas que se utilizan en los niveles más altos del ritual tántrico. Estos modelos geométricos representan energías del cosmos y del cuerpo humano que deben visualizarse e interiorizarse. El yogui se identifica plenamente con la figura escogida hasta el punto de no diferenciar si el yantra está en su interior o es él quien penetra en el yantra.

El objetivo de la visualización de un yantra es llegar a la conciencia pura. La concentración y la meditación favorecen la movilización de las energías psíquicas y la conexión con energías subyacentes.

Los yantras se construyen desde el interior al exterior.

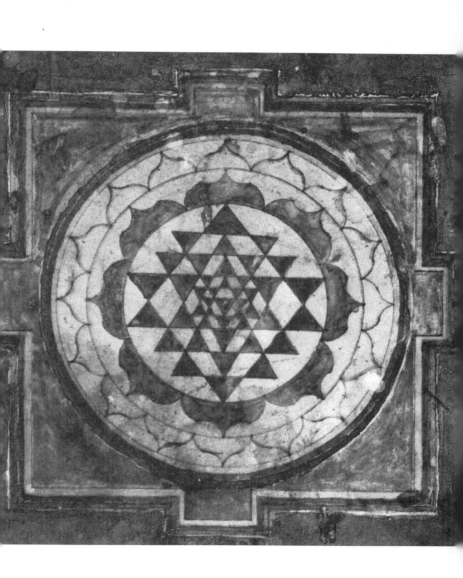

Según el *Tantraraja Tantra*, existen novecientos sesenta yantras. El Sri Yantra, que es el más célebre de todos ellos, sirve para la proyección de un fragmento filosófico muy importante dentro del pensamiento tántrico. La figura del Sri Yantra está formada por el encuentro de nueve triángulos; de entre ellos, cinco tienen su vértice hacia abajo y representan a Shakti, el aspecto femenino de la divinidad, y los otros cuatro, con el vértice hacia arriba, representan a Shiva, el aspecto masculino. El conjunto se articula alrededor del bindu, el punto central que es el origen de toda manifestación. Dado que está compuesto por nueve (nava) triángulos (yoni), se le denomina también Navayoni Chakra, la rueda de los nueve triángulos. El triángulo hacia abajo representa el modelo de la primera forma del deseo original (el yoni, imagen del sexo femenino), en el proceso creador. Simboliza el principio dinámico de la creación. El elemento estático predomina en el bindu, que representa el elemento masculino. Toda la creación proviene de estos dos principios, el punto y el triángulo, y de la felicidad de su unión. Así se dice que: "el Sri Yantra es el cuerpo de Shiva y Shakti".

El tantra según Osho

Osho es el nombre de un místico contemporáneo cuya vida y enseñanzas han influido en miles de personas en todo el mundo. Sus «meditaciones activas» están diseñadas para liberar el estrés acumulado del cuerpo y la mente, y así facilitar la posibilidad de experimentar un estado relajado y libre de pensamientos.

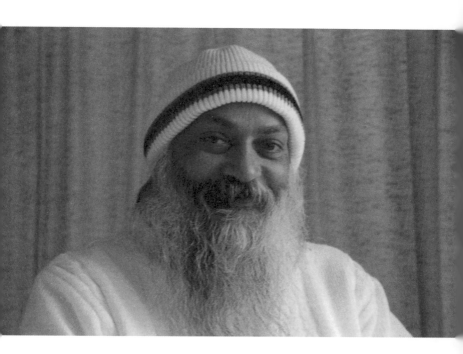

Según Osho, el tantra es la ciencia que transforma amantes ordinarios en almas gemelas. El tantra es una profunda
aceptación, una aceptación total de la vida. Una visión única,
en todo el mundo, de todos los tiempos. Dice Osho:

"En Oriente, hemos desarrollado una ciencia: Si tú no puedes encontrar un alma gemela, puedes crear una. Y esa ciencia es el tantra. Encontrar un alma gemela quiere decir
encontrar a la persona con quien todos tus siete centros se en-
cuentran naturalmente. Eso es imposible. De vez en cuando
pasa con un Krishna y una Radha, un Shiva y una Shakti. Y
cuando eso pasa es tremendamente hermoso. Pero es como
lo que alumbra; no se puede depender de ello. Si quieres leer
en tu Biblia, no puedes depender de ello, de que al leerla, lo

que alumbra estará ahí. Lo que alumbra es un fenómeno natural, pero no para depender de él.

Si estás esperando a que tu alma gemela natural se encuentre contigo, será igual a estar esperando algo que alumbre para leer en tu Biblia. Y no serás tampoco capaz de leer mucho. Por un momento estará ahí, y cuando hayas abierto la Biblia se habrá ido.

De ahí que se haya creado el tantra. El tantra tiene un enfoque científico. El tantra es alquimia, puede transformar tus centros, puede transformar los centros del otro, puede crear un ritmo y armonía entre tú y tu amada. Esa es la belleza del tantra. Es como llevar electricidad a tu casa. Entonces puedes prenderla y apagarla cada vez que quieras. Y puedes tener mil y una maneras de usarla; puede enfriar tu habitación, puede calentar tu habitación. Entonces es un milagro. Estos siete centros en ti no son nada más que centros de electricidad en el cuerpo. Así que, cuando estoy hablando sobre lo que alumbra, no lo veas sólo como un símbolo; me refiero a ello literalmente.

En tu cuerpo, existe una sutil corriente de energía, muy sutil. Pero, cuanto más sutil es, va más profundamente. No es muy visible. Los científicos dicen que toda la electricidad que hay en tu cuerpo, si la juntas, puede ser usada para iluminar cinco bombillas. No es mucho. Cuantitativamente no es mucho, cuantitativamente el átomo no es mucho, pero cualitativamente... Si explota, tiene una tremenda energía.

Estos siete centros, estos siete chakras, sobre los cuales el yoga y el tantra han hablado a lo largo de los siglos, no son más que cinco nudos en la corriente eléctrica de tu cuerpo. Pueden ser cambiados; se pueden reacomodar.

Se les puede dar un nuevo perfil, una nueva forma. Dos amantes pueden ser transformados tan profundamente que todos sus siete centros pueden empezar a coincidir.

El tantra es la ciencia de transformar amantes ordinarios en almas gemelas. Y esa es la grandeza del tantra. Puede transformar toda la tierra; puede transformar cada pareja en almas gemelas".

Shakti, la energía que da vida

El término Shakti designa a la energía o potencia activa de un deva (dios masculino), personificada como su esposa. Shakti es concebida como la Gran Diosa, adorada en sus múltiples formas. Shakti es la energía femenina que da vida a todo, una expresión en la estructura subconsciente de todas las culturas. En sánscrito, Shakti tiene varios significados:

- energía
- fuerza
- potencia
- habilidad
- capacidad
- facultad
- eficacia (de un remedio)
- potencia o significación de una palabra
- la potencia de un caso: la idea representada con un ejemplo

- la potencia o fuerza, o la palabra más efectiva de un texto sagrado o de una fórmula mágica
- la potencia creativa o la imaginación de un poeta

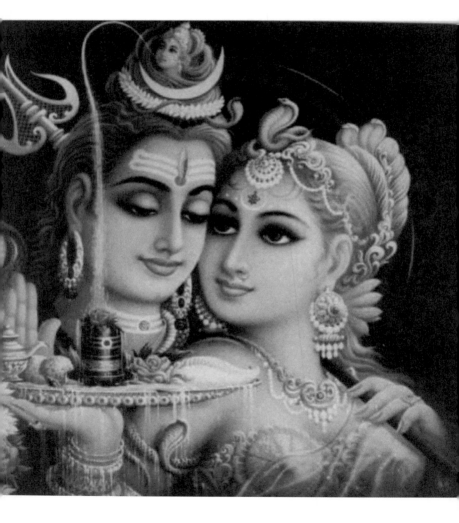

Shiva y Shakti, en el tantra, representan la esencia del principio masculino y femenino. El yin y el yang, plasmado en todas las manifestaciones de este Universo. La eterna danza de lo masculino y lo femenino, a través de la cual, Dios-Padre-Madre se manifiesta y da origen al mundo. El tantra considera el mundo como la reproducción de una danza cósmica aquí en la Tierra. Es a través de esa danza en el mundo de la materia como "se une en la Tierra lo que ya está unido en el Cielo".

Toda la práctica del tantra descansa en esta visión y toda la visión del tantra de las relaciones hombre-mujer, de las relaciones entre los seres humanos, del ser humano consigo mismo, con la Tierra y con el Comos, toda la visión sagrada y la práctica de la sexualidad, desembocan en ese mismo propósito: la fusión de lo femenino y lo masculino, interna y externamente. La conciencia de la Unidad.

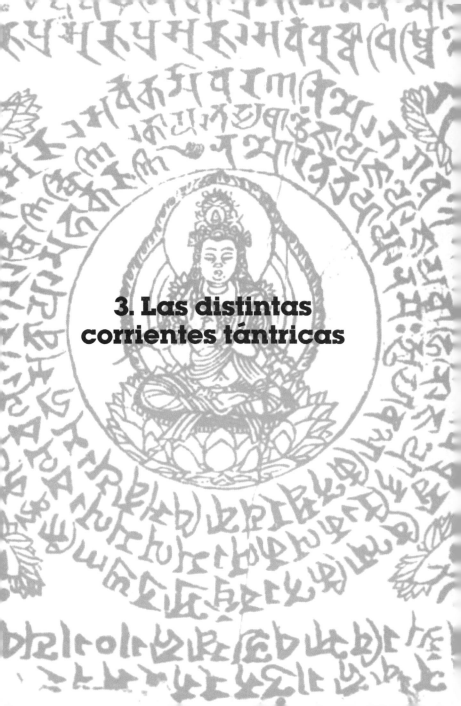

3. Las distintas corrientes tántricas

Para el tantra, la vida es un continuo en el espacio y el tiempo, el lugar donde se asocian Conciencia y Energía. Para el tantra, cada célula es un ser viviente que está dotado de emociones, de memoria y de conciencia lúcida.

La conciencia debe entenderse así como una propiedad de todo el cuerpo humano, una dimensión del Universo real y tántrico. La piedra angular del tantra es el cuerpo humano, producido y animado por una conciencia creadora que suscita y preserva el Universo. En el interior del cuerpo hay potencias insospechadas que el tantra puede despertar y desarrollar.

El tantra trata de poner en relación directa al yo empírico con la inteligencia superior del cuerpo humano. El mundo de los objetos y de los seres no está hecho de unidades aisladas, sino de procesos dinámicos que se hallan en perpetuo cambio unitario.

En el tantra, el hombre no hace el amor con una mujer, sino que debe entenderse como dos universos que se unen, se conectan entre sí, se intercambian en todos los planos. El coito tántrico tiene una actitud contemplativa del otro y del acontecimiento que significa esa unión. El hombre y la mujer se funden uno en el otro. La relación sexual evoluciona en tres planos diferentes:

- El mental empírico, que participa en el juego y experimenta placer.

- El inconsciente que surge de las profundidades del cuerpo, toda experiencia lograda marcada con un sello indeleble.

- El plano psíquico, donde la contemplación establece una fusión íntima en las profundidades del inconsciente.

El tantra hindú o shivaita

El tantra hindú es una entrega de amor a la vida, un camino de oración y de absoluta aceptación de todas las manifestaciones de la vida, incluido el sexo. El tantra hindú hace especial adoración a cada dios o diosa que hay en el ser humano, y su práctica se da a través de la celebración de lo cotidiano, esto es, a través de manifestaciones como la danza, las artes o la sensualidad. Lo devoto y lo divino se funden en uno, mientras que el amor y el amante se disuelven en un solo ser.

El hinduismo tántrico es el cuerpo de rituales voluntarios que toman su forma de los rituales védicos junto con sus formas propias. Estos rituales usualmente incluyen la visualización de una deidad, ofrendas (reales o visualizadas) y la pronunciación de un mantra a la deidad. El tantra existe en sus formas shivaítas, vaishnavas y shaktas. Dentro del hinduismo tántrico existen tres escuelas diferenciadas:

El plano psíquico
o Manomaya kosha

Se le conoce como el cuerpo mental y su naturaleza es más sutil que la de Pranamaya kosha. Está constituido por los cinco órganos de la percepción (oído, tacto, vista, gusto y olfato), los cinco órganos de la acción (facultades del habla, aprehensión, movimiento, generación y excreción) y el pensamiento (manas). Es también el asiento de las emociones y los sentimientos. Manomaya registra los fenómenos externos e internos y realiza la función del pensamiento. Trabaja con los datos que le suministran los órganos de los sentidos (gñanendriyas) y con la información almacenada en la memoria. Es el intermediario entre los koshas superiores y los inferiores. Se encarga de transmitir las experiencias y percepciones del mundo exterior al cuerpo psíquico (vigñanamaya kosha) y de comunicar las influencias de los koshas superiores a los inferiores. Sus órdenes ponen en marcha las energías del cuerpo energético (pranamaya kosha) y estas se manifiestan en las acciones del cuerpo físico (annamaya kosha).

El cuerpo mental se alimenta de las experiencias del individuo. Crece y se desarrolla cuando no se actúa por imitación o repetición de patrones culturales adquiridos, sino enfrentando las situaciones de la vida desde la propia espontaneidad y el criterio personal genuino.

Fei Wang

Kaula o el poder divino de lo absoluto

Kaula es un término sánscrito que hace referencia en el tantrismo al poder divino como aspecto femenino de lo absoluto. Se trata de un camino espiritual ensalzado en el Kula-Amava-Tantra. Los Kaulas creen que la Iluminación es un acontecimiento corporal y que las estructuras del cuerpo, si se manipulan adecuadamente, ocasionan la autorrealización. El mecanismo central de este proceso es el kundalinishakti, también conocido como kula o kula—shakti.

Un kaula es un ser evolucionado que vive en la consciencia no dual y en un estado de completo conocimiento que domina ira, apego, egoísmo, orgullo, avaricia, ansiedad, miedo, celos, envidia y la unión sexual es símbolo de la unión con dios.

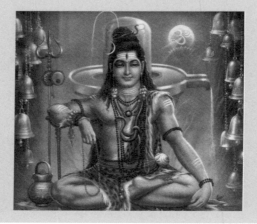

- **Samaya Mat**, de origen védico, es el antiguo camino de adoración que se basa en el sacrificio y la penitencia.

- **Kaul Mat**, resulta muy útil para soportar y enfrentar los diversos retos de la vida, permaneciendo siempre centrados y con emociones completamente balanceadas sin importar si experimentan placeres o sufrimiento. Esta escuela utiliza al deseo como herramienta o medio para lograr la unión con la divinidad.

Dentro de esta escuela hay dos senderos, el de la mano derecha (Dakshinamarga) y el de la mano izquierda (Vámamarga). La primera hace uso de los 64 yantras de la energía de la diosa Shakti (Mahamaya Tantra), donde la meditación utiliza la visualización. En la segunda se utilizan los cinco medios físicos: licor, carne, pescado, dinero y la unión sexual, los cuales representan los defectos humanos, tratando de dominarlos por medios poco ortodoxos y que la mayoría de los hinduistas consideran peligrosos.

- **Mishra Mat**, es el camino que mezcla y combina el Samaya Mat con el Kaul Mat. Las costumbres y tradiciones locales son incluidas aquí para asegurar que el aspirante se involucre emocionalmente. Para esta escuela el licor equivale al conocimiento, el silencio producto de la meditación es a la carne, la pausa en la respiración equivale a comerse el pescado, el logro resultante del conocimiento y la experiencia es el dinero, la energía positiva y negativa del Universo representan la unión sexual.

El tantra yoga

El tantra yoga utiliza las técnicas del yoga para el despertar espiritual. Se trata de un camino de autodisciplina en el que el sexo se utiliza con el fin de generar la energía necesaria para el despertar del Kundalini, y elevar esa energía hacia los centros superiores con el fin de provocar así su despertar.

El tantra yoga muestra que el acto sexual es un acto sublime que tiene como fin la realización personal.

Para acceder al tantra yoga de manera segura es preciso conocer disciplinas como hatha, raja, bhakti o karma, que son la preparación previa al despertar del Kundalini.

Para acceder al tantra yoga es necesario considerar una alimentación adecuada, a base de fruta y verdura, unas asanas o posturas, los mantras, la respiración Pranayama, la creación del espacio y la imaginación que dirige hacia la visualización creativa.

El Kundalini yoga mueve todas las energías del cuerpo, incluida la energía sexual. Cuando esta energía se pone en movimiento, se crea una unión muy poderosa en el seno de la pareja, una unión que trasciende el cuerpo físico y prepara las almas para unirse. Tras una práctica regular de Kundalini yoga, se pueden iniciar las Kriyas de Venus con el fin de mantener los pensamientos puros y elevados.

- **Enviar prana:** Sentados sobre los talones, la pareja acerca las palmas de las manos uno a otro mirándose a los ojos evitando parpadear. La fuerza de la vida discurrirá a través de las manos y la mirada. Tal situación debe prolongarse durante un máximo de dos minutos,

Kundalini o la energía invisible

Kundalini es la energía invisible que asciende directamente por la médula espinal a través de la columna, atravesando todos los chakras y alimentado así el cerebro. Esta energía condiciona el estado de conciencia del individuo. De esta manera se unen cuerpo y espíritu en un intento de unir polos normalmente opuestos como son la espiritualidad y la sexualidad, fusionando sus energías dentro del cuerpo humano.

Prana sería la fuente de toda energía, vitalidad y poder que se halla en todo ser vivo. Pranayama sería la técnica respiratoria que permite dominar y dirigir la respiración hacia todos los puntos del cuerpo humano. El gran objetivo de las prácticas yóguicas es el desbloqueo de los nadis o canales del cuerpo sutil a través de los cuales fluye el prana, y el despertar de la energía Kundalini.

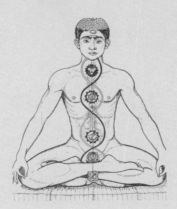

luego, se cierran los ojos y se trata de visualizar a la pareja durante un corto periodo de tiempo.

- **Postura Shiva-Shakti:** La pareja se sienta uno enfrente del otro, tomándose de la mano izquierda y manteniendo el equilibrio. Mirándose a los ojos, se transforman en dios y diosa, en Shakti y Shiva, imaginando que bailan en los cielos.

- **Flexiones de Venus sobre la espalda:** Se trata de un ejercicio que ayuda a establecer una conexión psíquica al tiempo que se relaja la espalda y la cadera. Sentados de espaldas, uno contra el otro. En esta postura, el

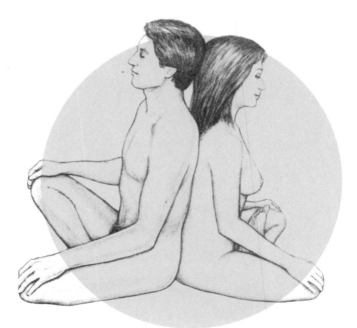

hombre inhala y exhala el aire, postrándose hacia abajo mientras ella se arquea sobre la espalda de él. A continuación se invierten las posturas y es ella la que se inclina hacia delante tras inhalar y exhalar el aire y él quien se arquea sobre la espalda de ella.

- **Tocar las puntas de los dedos:** Sentados sobre los talones y con las rodillas juntas, levantar los brazos en un ángulo de 60° y tocar las puntas de los dedos de la pareja. Después, mirarse fijamente a los ojos y sostener la postura durante tres minutos. A continuación, inhalar y espirar profundamente.

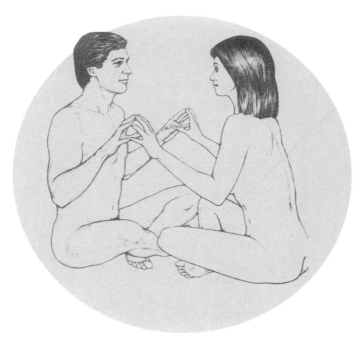

• **Triángulo de Venus:** En la postura del triángulo invertido, boca abajo, tratar de tocar con los talones la parte trasera de los pies de la pareja, manteniendo los brazos lo más estirados posible.

El Gran vehículo

El mahayana o Gran vehículo reconoce en la enseñanza del propio Buda más un método que una doctrina. Las escrituras mahayana se presentan como sermones del propio Buda que habían pasado por la tradición oral antes de fijarse en los escritos. Es una de las tres ramas del budismo. Para el budismo mahayana la realidad es producto de la mente humana. Toda realidad: materia, vida, cielos, tierra, todo tiene su origen en un órgano tan complejo y rico como es la mente. El mahayana fija una lista de diez actitudes que el practicante debe contemplar a medio plazo:

- la generosidad
- la autodisciplina ética
- la paciencia
- la perseverancia gozosa
- la estabilidad mental
- la conciencia discriminatoria
- los medios hábiles
- los versos de aspiración
- la fortaleza
- la conciencia profunda

El tantra budista

En el budismo el tantra debe entenderse como una práctica complementaria del mahayana o Gran vehículo.

El tantra ofrece en este caso dos metas: el éxito para alcanzar la Iluminación total en esta vida y el éxito para alcanzar riqueza y poder. En ese camino trata de lograr la integración de la espiritualidad. El budismo antiguo fue siempre masculino y sus dioses eran asexuados, considerando lo femenino

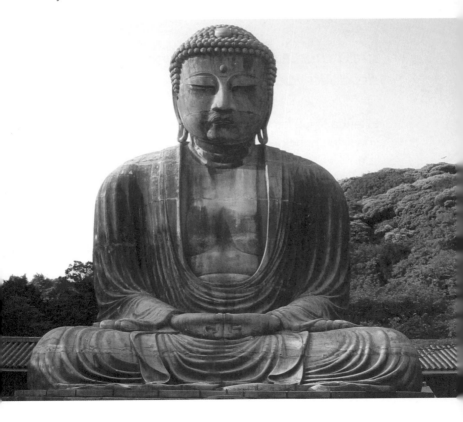

como un obstáculo. Con el tiempo tal actitud fue suavizándose, empezando por la aparición de dos divinidades femeninas: Prajñaparamita y Tara. Mientras que Tara era la divinidad salvadora, la primera era la madre de todos los Budas que ayudaba a eliminar el miedo y el terror.

El tantra liberó las reglas sexuales, considerándolas una forma de amor absoluto. El principio de tantra era desnudar el ego del hombre para que así pueda identificarse con la divinidad y con ello el conocimiento profundo de los instintos como fuerza suprema para buscar la salvación. El tantra propone un método para fundirse con las divinidades:

a) La meditación tántrica parte desde la vacuidad

El tantra sigue las raíces yogacaras y madhyamikas, y que consisten principalmente en la eliminación de la individualidad y el cultivo de la vacuidad con el propósito fundamental de destruir a los cinco skhandas para siempre y el desarrollo de la meditación.

b) Representación externa de una divinidad

La fantasía que nace de la vacuidad se ordena poco a poco haciendo brotar la forma global de la divinidad; aunque también se lo ha interpretado como una visualización de las divinidades representadas por los artistas.

c) Identificación y conversión en la divinidad misma

Etapa final que comprende "la adoración, el que adora y el adorado" (Sutra Tántrico), en un estado mental que se conoce como yoga, después de la concentración (samadhi) y del trance (dhyana).

El tao o la práctica del cultivo dual

El tao es la energía infinita de la naturaleza y, como tal, está presente en todas las cosas del Universo. En la ciencia del tao la pareja es el centro del Universo, el hombre y la mujer se transfiguran gracias a las fuerzas del yin y el yang. Su unión genera salud, longevidad y fuerza espiritual.

Los tres principios fundamentales del tao en la ciencia del amor son:

- El hombre debe suprimir por completo su tendencia o deseo de eyacular, experimentando con frenesí y placer erótico, pero sin dejarse dominar por estos mecanismo instintivos.

- La eyaculación y el orgasmo son dos cosas diferentes. La eyaculación es exhaustiva y genera una gran pérdida de potencial sexual, de energía sutil y de fluidos vitales, que tarde o temprano llevan a la depresión. El éxtasis erótico del hombre es independiente del reflejo instintivo de la eyaculación.

- El orgasmo femenino múltiple, amplio, cervico-uterino es extremadamente importante también.

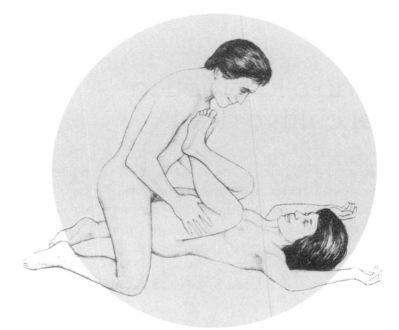

Para los taoístas el sacro es una bomba que permite retener la energía sexual que brota del escroto y transforma la energía mientras la impulsa en dirección a la coronilla a través de la columna. Cuando se bloquea la abertura del sacro la abertura del chi o energía vital no consigue entrar. El cráneo se considera la bomba que moviliza la energía desde los centros inferiores a los superiores. Los pequeños movimientos que se producen entre los huesos craneales producen un líquido que rodea el cerebro y la médula espinal y que sirve para la producción de energía y el funcionamiento nervioso del organismo. Cuando se fortalecen estas uniones de los huesos craneales, aumenta la energía del organismo. Algunas posturas invertidas propias del yoga ayudan a invertir el flujo de energía vital.

El control de la eyaculación es uno de los pilares del tantra. Es importante porque permite extender el acto amatorio durante más tiempo, incrementando la energía de la pareja y ayuda en el conocimiento profundo de uno mismo. Tantra y tao unidos abren paso a explorar todo el potencial que el ser humano es capaz de alcanzar al llegar al éxtasis.

- Al abrirse a nuevas experiencias, la persona entra en contacto con energías insospechadas. El contacto visual, la comunicación mediante el tacto, la danza, son ejercicios favorecedores que pueden ampliar nuestra visión de la vida.

- El tao y el tantra ofrecen una amplia gama de métodos para cultivar la energía sexual, abrir nuevos canales y aprender a sublimar la energía vital. La práctica fomenta una mayor concienciación, abre los canales de energía y conduce el cuerpo físico a un estado de perfecto equilibrio con el espíritu.

- La meditación es el núcleo de las prácticas tantra y tao. Es el núcleo de las técnicas que conducen al éxtasis, ya que nos devuelven a la fuente de toda experiencia. Al cultivar la profundidad mediante la meditación, crece la conciencia de ese piloto interno que nos mueve y aumenta el caudal de energía que nos conduce al éxtasis. Cuando ambos se mueven aflora la verdadera naturaleza del ser, y el silencio penetra en cada aspecto de nuestra vida.

- Sanación: Al liberar el espíritu, se desbloquea la luz interior que todo ser lleva dentro. Para abrirse por completo es preciso dejar atrás los condicionamientos y las mochilas que llevamos adosadas que perpetúan hábitos que nos anclan al pasado.

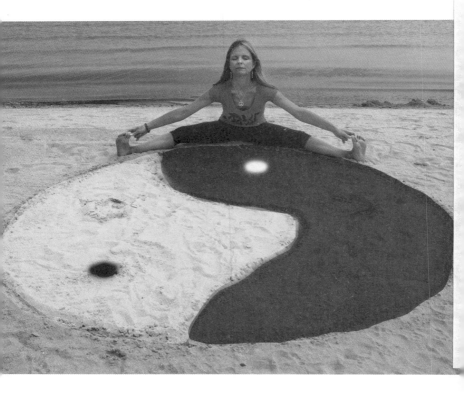

El yin y el yang

El hombre y la mujer se representan en sentido cósmico como dos polos opuestos de un mismo imán. Son una corriente de fuerzas creativas, un reflejo de todas las pasiones engendradas por la Naturaleza. La unidad del hombre y la mujer es el tao cósmico de los sexos, que desemboca en un progreso espiritual sin límites. Reconociendo en ambos el yin y el yang, dos personas pueden elevarse en un éxtasis espiritual sin barreras, son dos fuerzas iguales pero complementarias que emergen en un movimiento circular. Cada parte contiene un fragmento de su opuesto, tal y como hay una parte del sexo opuesto en cada uno de nosotros. El yang es un movimiento eterno que representa la fuerza de voluntad orientada y el dinamismo. Por el contrario, el yin es receptivo y magnético. La armonía natural se halla en el equilibrio de ambos.

El sexo sagrado

Para el tantrismo, hombre y mujer son manifestaciones de la pareja divina; el primero sería el espejo de Shiva, principio universal masculino, caracterizado por la consciencia presente, por la asertividad, por el compromiso y por la búsqueda de libertad. La mujer sería la representación de Shakti, el principio universal femenino que se caracteriza por ser un vórtice de emociones, de cambios, de poder generador, de creatividad. Su dinamismo le lleva a estar en permanente contacto con los otros, con el mundo. Cuando ambos conectan sus energías opuestas, se intenta ver a la otra persona como la encarnación de Shakti o Shiva.

La práctica del sexo sagrado concibe al hombre y la mujer como partes de una misma energía cósmica o universal. Cuando ambos son capaces de vibrar juntos y completar el circuito entre sus polos magnéticos consiguen llegar a un orgasmo superior.

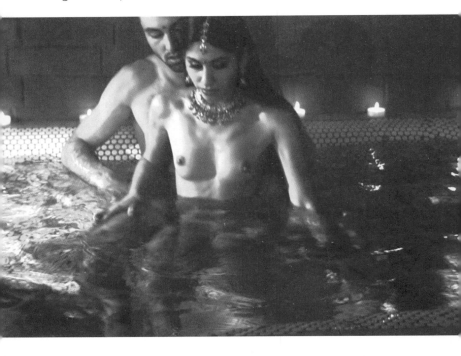

La sexualidad espiritual ofrece nuevas perspectivas y una integración del cuerpo y el alma. La historia nos enseña que en la humanidad ha existido siempre una separación entre el cuerpo y el alma, entre la materia y el espíritu, por lo que los caminos de la espiritualidad y la sexualidad han seguido sendas diferentes. Pero la energía vital impregna todo atisbo de vida en la tierra. Por eso es importante nutrirla a diario. Las prácticas espirituales buscan armonizar nuestros pensamientos y sentimientos, lograr una visión más amplia y objetiva de nosotros mismos y de la realidad cotidiana. Es pues, en el presente, cuando podemos vivir, compartir y experimentar la sexualidad.

Si la sexualidad no está conectada con el cuerpo y el presente, la capacidad para sentir y expandir el placer sexual disminuye.

Para entender la sexualidad sagrada es fundamental tener un control de los orgasmos durante el acto sexual, con el fin de poder alcanzar cuotas de placer que sobrepasarán toda experiencia conocida hasta el momento. A través de esta práctica surgirá un nuevo individuo que percibirá la realidad de manera diferente. Mediante la práctica de la sexualidad sagrada, el ser humano recupera su esencia y es capaz de reconocerse. El sexo sagrado provoca un cambio gradual en la conciencia del practicante, un proceso alquímico que transforma a los practicantes en seres espirituales.

4. La divulgación del tantra en occidente

El tantra se ha relacionado directamente en Occidente con la sexualidad, abandonando su lado más espiritual. Los tántricos orientales, no obstante, tienen una visión diametralmente opuesta a las prácticas usuales occidentales.

Por culpa de ciertas prácticas religiosas, el sexo se ha considerado muchas veces como la fuente de todos los males. Otras fuentes lo han considerado algo sublime y excelso, pró-

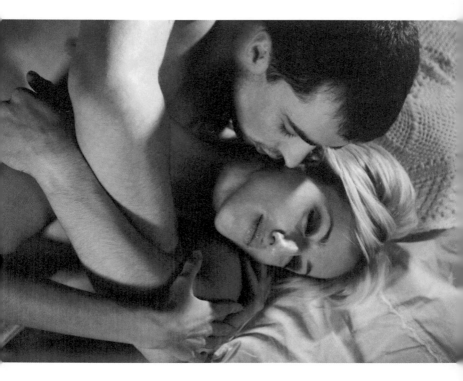

Samadhi

Samadhi es un estado en el que las experiencias sensoriales quedan inducidas por la meditación completa. En esta experiencia espiritual no existe el deseo porque no existe ningún tipo de existencia condicionada, no hay interés por nada que no sea la Iluminación. Se trata pues, de un estado de equilibrio total, un estado alterado de conciencia que se caracteriza por el bienestar y el gozo. Nisargadatta Maharaj describe el estado de la siguiente manera:

"Cuando una persona se sienta a meditar, lo primero que debe hacer entender que no existe la identificación con el cuerpo humano y que todo se enfoca hacia el conocimiento de uno mismo. Cuando sobreviene esa conciencia de uno mismo, se llega al estado de samadhi".

Según Patañjali, existen tres categorías diferentes de samadhi:

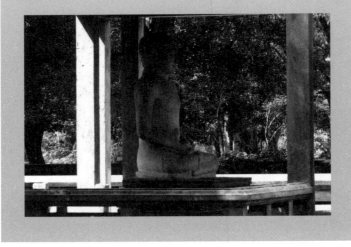

- **Savikalpa:** Es un paso intermedio entre el estado de meditación y un estado de conciencia superior. En este momento, la mente retiene la conciencia.

- **Asamprajnata:** Es un paso más allá, un estado de conciencia superior.

- **Nirvikalpa o Sanjeevan:** Representa el estado trascendente de conciencia más elevado. En este estado ya no hay mente ni dualidad sujeto-experiencia, solo conciencia pura que lleva al individuo a la totalidad y la perfección.

Samadhi es un estado de consciencia similar al recogimiento o contemplación en el que la persona siente que alcanza la unidad con lo divino. Se trata de un estado en el que la consciencia está tan disociada del cuerpo que este permanece insensible.

ximo a lo divino, un medio para acceder al yo más espiritual que radica en cada uno de nosotros.

Son diversas las vías que emprende el tantra en Occidente:

- La vía del placer es la vertiente focalizada en el templo físico y en la energía sexual. Esta senda conduce hacia los placeres del cuerpo físico y es una permanente invitación a gozar de los cinco sentidos. Cada uno de ellos desarrolla las sensaciones y el placer hasta ese momento desconocidos. Todo se orienta hacia el goce, desbordando el cuerpo físico-energético del Ser. En este ámbito, el éxtasis se intensifica y se prolonga, aumentando el poder sexual.

- La vía del poder interior se encamina a elevar la energía Kundalini para despertar las facultades latentes. Al seguir este camino, se obtiene mayor poder interior y se obtienen mayores dosis de energía, canalizando la energía sexual hacia lo superior. También se desarrollan poderes ocultos, se desarrolla la creatividad y se incrementa el magnetismo personal.

- La vía mágica focaliza el poder interior, influye en el mundo energético para producir cambios en el mundo exterior, esto no es más que la idea de que el microcosmos es un reflejo fiel del macrocosmos. Es la vía que se emplea para obtener mayor poder material y para la realización de objetivos personales.

- La vía de la trascendencia espiritual se marca como objetivo lograr la unión con el cosmos y con ello acercarse a la divinidad. La sexualidad debe entenderse como un estado alterado de conciencia que eleva las vibraciones de los amantes con el fin de hacer evidente lo que de divino hay en ellos. Así, las energías humanas buscan unirse con las energías divinas del cosmos.

- La vía alquímica se focaliza en la transmutación interior personal, buscando la alquimia interior como camino para la elevación espiritual.

Sir John Woodroffe

Uno de los grandes divulgadores del tantrismo hinduista en Occidente fue el británico Sir John Woodroffe, también conocido por su pseudónimo Arthur Avalon, quien a principios del siglo XX escribió numerosos libros sobre el tantrismo, muchos de los cuales se utilizan hoy en día como referencia bibliográfica. Sir John Woodroffe ejerció como juez del Tribunal Supremo de India durante la década de 1890.

Junto a sus funciones judiciales, estudió sánscrito y filosofía hindú, interesándose especialmente por el tantra. Tradujo una veintena de textos, mostrando en Occidente que la religión y el culto tenían una profunda filosofía.

Su libro más influyente es *The Serpent Power* (*El poder de la serpiente*), que se ha convertido en la fuente esencial de la que ha bebido todo el tantrismo occidental.

- La vía mental se centra en lo mental, lo espiritual, evitando exaltar los sentidos físicos. Es la vía de la sublimación que busca realizar los rituales de forma simbólica y se caracteriza por obtener la transmutación a través del nivel mental y espiritual.

- La vía del tantra espiritual considera que las seis vías descritas convergen hacia una única fuente. El practicante del tantra busca la transmutación interior para una posterior manifestación en el mundo físico.

El neotantra

En Occidente se ha difundido erróneamente el tantra como forma de experiencia que busca despertar la energía sexual como método para la unión sexual.

El neotantra, impulsado por el movimiento New Age, irrumpió en Occidente a mediados del siglo XX bajo apelativos como "yoga del sexo" o "sexo tántrico". Esta "terapia del sexo" se sirve de una serie de técnicas de control mental ideadas para afrontar la vida sexual desde una perspectiva místico-reveladora.

La función del neotantra es ayudar a las personas en su crecimiento personal y su desarrollo espiritual. Se basa en una educación sexual completa, sin tabús ni dogmas que lo circunscriban y que no eviten vivir la sexualidad de una forma sana, natural y beneficiosa para la salud.

Hay dos corrientes dentro del neotantra. Una de ellas se basa en el yoga y en todo aquello que rodea su práctica: las asanas, la respiración Pranayama, las bandhas, la meditación, etc. La segunda corriente es la que surge de las ideas y la práctica de Osho sobre el tantra. En ambas prácticas el acto sexual contiene alguno de estos preceptos:

- Mirar a los ojos de la pareja.
- Respirar lenta y profundamente.
- Ir despacio, sin prisas.
- Control absoluto de la eyaculación.
- No convertir el orgasmo en una meta.
- Transmutación y transformación de la energía sexual.
- Ausencia de pensamientos.

Dakini, la deidad femenina

Dakini significa en tibetano "aquella que atraviesa el cielo". Su imagen viene representada como una bailarina que adopta una postura sinuosa y danzante. Las dakinis suelen representarse desnudas y hermosas, no son símbolos sexuales sino símbolos de la naturaleza desnuda de la mente. Sus movimientos representan los pensamientos de la conciencia en el flujo mental. A menudo sostienen entre sus manos un cuenco repleto de calaveras con sangre, el elixir de la vida, y un cuchillo curvado. Sus largos cabellos caen salvajes sobre su espalda y su rostro a menudo denota expresiones furiosas.

Se relacionan con la energía en todas sus funciones y representan el camino de transformación y maestría que rige el ego y la domina la ignorancia.

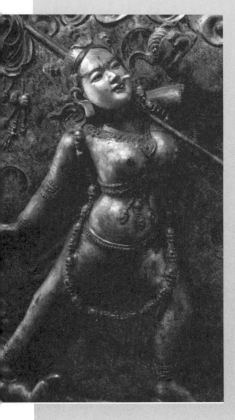

- Presencia.
- Consciencia corporal.
- Amor.
- Relajación.
- Manejo de la energía.
- Consciencia de los chakras.
- Meditación.
- Sanación sexual.
- Consciencia espiritual.
- Unión de la sexualidad y la espiritualidad.

La dakini, un término sánscrito que tiene múltiples significados entre los cuales está el de sanadora tántrica, trabaja con plena consciencia y responsabilidad la energía sexual (la energía vital creativa de la que todos disponemos), activando esa energía en los chakras (centros energéticos) inferiores y elevándola al corazón y a la intuición de los chakras superiores, ayudando a la persona con la que trabaja a expandir su consciencia estando enraizada en su cuerpo y integrando todas sus dimensiones: física, emocional, mental y espiritual. Ello favorece un crecimiento personal que repercute positivamente en todos los ámbitos y aspectos de la vida.

Tantra oriental frente a ritual occidental

En el tantra clásico, la pareja permanece inmóvil en la postura de meditación sexual, centrando su atención en el tercer ojo. La excitación se produce al estimular los músculos pubocoxígeos. La inmovilidad física y la ausencia de movimiento forman parte del yoga en este contexto.

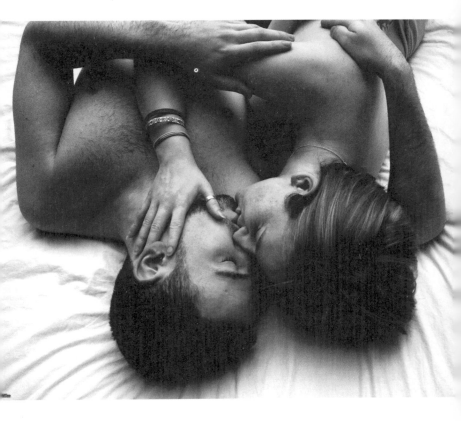

Al situar la mente y las sensaciones en un plano superior la unión sexual se convierte en una sublime experiencia que revela las más altas cumbres del potencial humano. Las parejas que perseveran suelen lograr unos resultados extraordinarios.

Es fundamental prepararse a conciencia para el ritual, ya que ello resultará a la larga el mejor estímulo. La persona que entra en el ritual tántrico debe hacerlo en cuerpo y alma, libre de preocupaciones, temores y dudas.

La premisa básica del ritual tántrico consiste en aumentar la energía y fomentar al máximo la calidad de las sensaciones. Según las enseñanzas orientales, la pasión no garantiza la felicidad. Se trata no tanto de estimular la pasión como sí aumentar el grado de conciencia y fomentar los estilos de meditación dinámicos en lo interno. Investigando a fondo la energía sexual llegaremos a conocernos a nosotros mismos.

El ritual ofrece la oportunidad de concentrarse en la meditación. La atracción sexual, gracias a factores propios del ritual tántrico como la música, la danza, el color, el masaje sensual o la poesía, se convierte en gloriosa felicidad del amor.

El ritual tántrico nos ayuda a concentrarnos en la creación de un estado de ánimo oportuno. Cuando alentamos ese estado de ánimo, podemos llegar a un estado de felicidad suprema.

El ritual sexual occidental basado en la tradición tántrica constituye una forma fundamental para fomentar el conocimiento de la pareja infundiendo una nueva vida a la relación.

El entorno debe prepararse con sensualidad, con luces indirectas y flores sobre alguna mesa cercana. También puede prepararse un lugar con velas y barritas de incienso que purifique el ambiente. El ritual se inicia necesariamente con un baño, que resulta muy estimulante. A continuación los amantes pueden untarse el cuerpo con esencias naturales y abandonarse a una música de fondo muy suave. Desconectar el teléfono y cualquier otro aparato electrónico que pueda distraer el momento.

El roce invita al silencio, iniciándose así un cortejo que puede durar horas. El deseo de la unión sexual debe crecer espontáneamente. El acto amoroso debe surgir de ambos por igual, sin forzar ninguna situación, es la mejor garantía para llegar a la plenitud total. La sociedad nos ha mostrado en numerosas ocasiones que seducimos para asegurarnos el placer y conseguirlo de la forma deseada.

Relajarse, soltarse, disfrutar, esas deben ser las premisas que se deben tratar de seguir. Para garantizar que el acto amoroso será único, es importante la relajación y la tranquilidad previas.

Los masajes eróticos

La piel humana es erótica. Los terminales nerviosos de la epidermis se pueden estimular fácilmente con un masaje. Uno de los objetivos de los masajes eróticos es incrementar la producción de hormonas responsables de la excitación, para que las parejas rompan los límites y tengan una mejor comunicación íntima.

A través del masaje se puede lograr una mayor intensidad del orgasmo y es un preludio indispensable en una relación íntima.

Las técnicas más populares parten de la reflexología y la estimulación de cada uno de los órganos vitales; el masaje antiestrés, donde se trabaja en todo el cuerpo; el drenaje linfático, que desintoxica el ritmo sanguíneo oxigenado; y el shiatsu, que suele incluir estiramientos, movilizaciones y manipulaciones articulares.

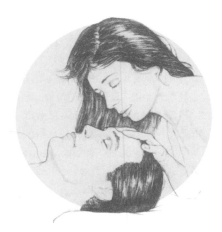

Además de los genitales, hay otras zonas en el cuerpo humano particularmente sensibles, como son los labios, las zonas próximas a las orejas, la nuca, el centro de la palma de la mano, las zonas posteriores a codos y a rodillas, el ombligo, la parte interior de los muslos, la parte inferior de la columna vertebral, etc.

Consejos para un buen masaje erótico en pareja

- Preparar adecuadamente la escena: un lugar acogedor e íntimo, una iluminación tenue, velas aromáticas, música de fondo, una hora en la que no te interrumpan, una cama no demasiado blanda o sencillamente el piso con los cojines necesarios.

- Conocer bien el cuerpo de tu amante, no sólo para que el masaje sea efectivo, sino para que ambos disfruten. De esta manera le resultará más fácil estimular y dar el masaje justo donde debe hacerlo.
- Estar cómodos y los dos desnudos.
- Tener las manos tibias y, de vez en cuando, dejar caer algunas gotitas de un aceite con beneficios eróticos.
- Estar dispuestos ambos a alternar las funciones de dar y recibir el masaje. Disfrutar de ambas al máximo. En el momento de dar placer, concentrarse; cuando recibamos el masaje, gozar cada segundo.
- Comenzar la sesión con un masaje exploratorio y suave por todo el cuerpo, dejando para el final los genitales, pechos y zonas más erógenas. De otra forma es muy probable que el coito final se precipite y se pierda el propósito original de alimentar el erotismo, ese preámbulo al sexo que multiplica infinitamente el placer.
- Incluir, además de las suaves y sensuales caricias, otros estímulos como besar, lamer, soplar y palpar el cuerpo de la pareja con el pecho o el cabello. Dar rienda suelta a la creatividad e imaginación y usar plumas, telas y otras texturas suaves para friccionar la piel.
- Usar el aceite potencialmente erótico también para masajear los genitales, eso eleva la sensación de placer y evita molestias.
- La espalda puede ser un excelente comienzo, y particularmente acariciar los costados y la zona encima de los glúteos. Estos mimos pueden ir acompañados de susurros eróticos al oído.

- Acariciar el cuero cabelludo, con movimientos circulares y envolventes estimula las fantasías sexuales que el cerebro genera.
- Rozar suavemente las orejas con la yema de los dedos activa una de las zonas erógenas más sensibles en ambos sexos. Acompañar esas caricias con palabras calientes.
- La zona de cuello y nuca son especialmente perceptivas si combinamos el masaje de manos y dedos con la lengua y los labios.
- Tocar con delicadeza la parte externa de los muslos el masaje produce relax, mientras que la interna desata sensaciones más intensas y sensuales.
- Los pies merecen una atención especial pues deben evitarse las explosivas cosquillas que romperían el encanto. En cambio son muy estimulantes las caricias en cada dedo por separado y en particular en la zona del tobillo.

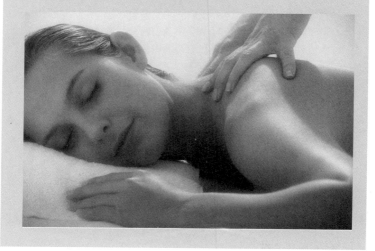

Técnicas actuales del tantra

La práctica de las técnicas del tantra permite, a través de una serie de posturas, aplicar la sabiduría tántrica en el arte de hacer el amor, no tan sólo como búsqueda del placer instantáneo y puramente genital sino para alcanzar una plena sexualidad espiritual. Mediante una serie de posturas y masajes se puede despertar el deseo más soterrado y multiplicar el placer.

Las asanas son una serie de posturas que facilitan el conocimiento sexual y fomentan la corriente de energía sexual. La mayoría de los manuales amorosos hindúes, que los tántricos usan y difunden, dan cuenta de cinco posiciones sexuales fundamentales, similares a las que se practican en todo el mundo y a menudo son deliciosamente ilustradas. Esas asanas básicas o bandhas son: la mujer acostada de espaldas (el Uttana bandha), acostada de lado (el Tyriak), sentada (el Upavishta), de pie (Utthita) y finalmente cuando la mujer es penetrada por detrás (los Vyanta bandha). Cada uno de esos grupos tiene numerosas subclasificaciones, que pueden agregar una enorme variedad a la vida sexual de una pareja, con sutiles variaciones que tienen en cuenta el ángulo, la profundidad de penetración y la fricción.

- **TÉCNICA DEL MULA BANDHA:** Durante el orgasmo, la contracción ondulante recorre el yoni y produce allí sensaciones voluptuosas que se propagan al lingam. Cuando se consiguen contraer los músculos anales a voluntad, se consigue dirigir con mayor atención la mirada a la vagina, experimentando sensaciones nuevas. La técnica consiste en contraer los esfínteres anales. Sentada o acostada, el primer paso consiste en tomar conciencia de la región anal. Después de un minuto, contraer débilmente primero el esfínter anal externo. Presionando un poco más, hacer lo mismo con el segundo anillo muscular. Por último, atraer hacia sí los dos esfínteres anales hacia el interior y hacia arriba. A continuación tratar de hacer vibrar toda la zona anal aguantando la respiración durante al menos seis segundos, debe sentirse como un estremecimiento que recorre toda la columna vertebral. Tras la relajación, se debe producir la distensión de toda la zona y una cierta percepción de calor. Este proceso debe repetirse cinco veces seguidas como mínimo.

- **USO DE YANTRAS:** El uso de yantras, o símbolos geométricos que representan un determinado tipo de energía espiritual, es también una técnica del tantra. A través de ellos, uno puede concentrarse en la manifestación (Shakti) para acceder a lo no-manifiesto (Shiva).

- **TÉCNICA DEL MASAJE DEL LINGAM:** En sánscrito, al órgano sexual masculino se le denomina lingam y tiene la connotación de báculo o vara de luz. Es el órgano que canaliza el placer y la energía creativa. Su finalidad es la exploración de una nueva forma de placer que no esté condicionada por factores tradicionales sino por el intenso placer que provoca el orgasmo. Es necesario crear un ambiente cálido y agradable para la pareja. El hombre debe ser receptivo y tomar conciencia de que adoptará una actitud pasiva, controlando su respiración. Los abrazos, miradas y caricias son el preámbulo para crear un clima adecuado. El masaje puede realizarse con un aceite aromático que facilitará el deslizamiento de las manos, de una manera suave pero con la suficiente presión para que transmita energía.

- El masaje debe realizarse alejado de las comidas y tras un baño relajante.
- Él debe acostarse de espaldas, sobre almohadones que eleven el torso y la cabeza, con las piernas separadas, los genitales expuestos y las rodillas levemente flexionadas en una posición cómoda.
- Ella aplicará lubricante sexual en el lingam y los testículos y con mucha suavidad, iniciará el masaje en estos últimos.
- Continuará acariciando el hueso púbico y el perineo.
- Entonces empezará a acariciar el cuerpo del lingam, variando la presión e intensidad.
- Él mantendrá su posición pasiva, respirando profundamente.
- En todo momento, deberán mantener la mirada.
- Ella alternará la mano derecha e izquierda, para presionar la base del lingam y deslizará hacia arriba y hacia abajo, repitiendo estos movimientos durante algún tiempo.
- Luego presionará la cabeza del lingam y comenzará a masajearla. Deberá evitar producir la eyaculación y detendrá la estimulación, si fuese necesario.
- Por último, masajeará el perineo, que se encuentra entre el ano y los testículos, con la mano izquierda y con mucha delicadeza, mientras con la derecha, acariciará el lingam.

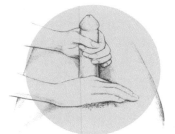

- **CÓMO REALIZAR EL MASAJE DEL YONI:** La palabra
yoni también procede del sánscrito y hace referencia al
aparato genital femenino. Antes de iniciar el masaje es
importante encontrar un espacio en el que la mujer se
pueda relajar, lejos de ruidos molestos y que se encuentre a una temperatura agradable. La finalidad del
masaje del yoni no es alcanzar el orgasmo, sino dar placer masajeando el órgano sexual femenino. De esta
forma, cuando se alcanza el orgasmo, este deviene más
intenso y satisfactorio. Este masaje crea un vínculo muy
especial en la pareja y otorga una dosis de confianza
tal que consigue potenciar las capacidades sexuales de
ambos. Esta práctica tántrica ayuda a liberar tensiones.
Antes de proceder al masaje existen una serie de rituales que algunos terapeutas aconsejan seguir:

  - Ella se acostará de espaldas, con la cabeza elevada
  sobre almohadones, al igual que sus caderas, en
  una posición tal que pueda ver sus órganos genitales. Sus piernas deben estar completamente separadas y levemente flexionadas.
  - Él se sentará entre las piernas de ella, en posición
  de loto.

- Antes de iniciar el masaje, es conveniente que realicen una sesión de respiración profunda.

- El masaje comenzará por las piernas, las ingles, los pechos, el estómago, acercándose poco a poco a la zona genital.

- Él aplicará un lubricante sexual en el Monte de Venus, alcanzando los labios mayores.

- Iniciará el masaje en esa zona lenta y suavemente, por cierto tiempo.

- Con el dedo índice y el pulgar, sostendrá el labio mayor y presionará levemente, mientras se desliza a lo largo de ambos labios. A continuación, hará lo mismo con los labios menores.

- Es importante que, en todo momento, se mantenga el contacto de la mirada y la comunicación.

- Él continuará acariciando el clítoris de forma circular, en el sentido de las agujas del reloj y luego en el sentido contrario.

- Presionará el clítoris suavemente, con el índice y el pulgar.

- Introducirá el dedo medio de la mano derecha en el yoni y explorará su interior variando la velocidad, presión y dirección.

- Moverá el dedo hacia la palma para alcanzar el punto delta, conocido en Occidente como punto G. Puede introducir también el dedo anular, mientras que con el pulgar estimula el clítoris.

- **SECRETOS DE LAS POSTURAS INVERSAS EN EL SEXO TÁNTRICO:** Estas posturas requieren de cierta habilidad por parte de la mujer, ya que se relacionan con su capacidad para contraer el yoni. Dominar la técnica para abrir y cerrar el yoni a voluntad es algo que se logra con distintos ejercicios y mucha práctica. Al fortalecer la musculatura perineal, se consigue diferenciar los músculos del yoni, del ano y de la uretra. Al tener ese control sobre la musculatura del yoni, la mujer podrá sujetar el lingam, lo que provocará el goce de ambos. El hombre se tiende de espaldas y la mujer se coloca encima.

En el tantra, las posiciones en las que la mujer lleva la iniciativa son muy apreciadas, ya que permiten que ella encarne la fuerza y la energía sexual de la diosa Kali. A esta diosa se la puede encarnar en todas las posturas, pero cuando es la mujer la que realiza los movimientos sexuales es más sencillo, ya que puede sentir la energía de Kali recorriendo todo su cuerpo.

Existen tres variantes de esta postura:

- **Viparita o posición contraria:** Ella se tenderá sobre el cuerpo del hombre, pecho contra pecho, al tiempo que le sujetará la cintura con las manos y moverá las caderas en todas direcciones.

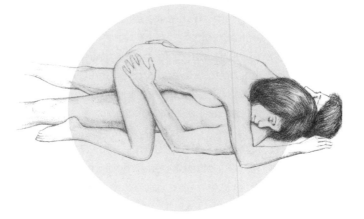

- **Bhramara o posición de abeja reina:** Ella se sentará en cuclillas sobre los muslos de él, insertará el lingam en su yoni y cerrará con fuerza sus muslos, mientras moverá la cintura en forma circular.

- **Utthita uttana:** Ella se sentará con las piernas cruzadas sobre los muslos de él, introducirá el lingam en su yoni y moverá la cintura hacia arriba y hacia abajo.

- **11 VARIANTES DE LA GRAN POSTURA DEL SEXO TÁNTRICO:** En la gran postura del sexo tántrico, la mujer se tiende de espaldas y el hombre se sienta entre sus piernas, pero esta postura, denominada Uttana, tiene diferentes variantes.

  - **Samapada:** Él levanta las piernas de ella y las coloca sobre sus hombros, al tiempo que introduce el ligam en su yoni.

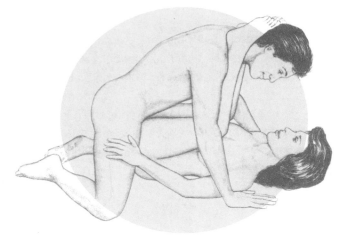

- **Nagara:** Él se sienta en las piernas de ella, las levanta y las pone a ambos lados de su cintura, mientras introduce el lingam en el yoni.

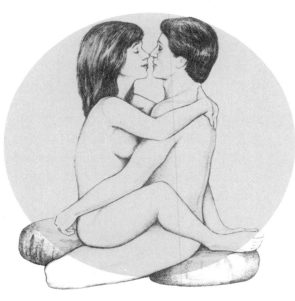

- **Traivkrama:** Ella deja una pierna extendida y apoyada sobre la cama, mientras coloca la otra sobre la cabeza de él, que la sostiene con ambas manos.

- **Vyomapada:** Ella levanta ambas piernas y las dobla hasta tocarse la cabeza, sosteniéndolas con sus manos, mientras él apoya ambas manos sobre los pechos de ella.

- **Smarachakrasana o postura de la rueda de Kama:** Él extiende los brazos a cada lado de ella tanto como le sea posible, mientras introduce el lingam en el yoni.

- **Avidarita:** Ella levanta ambas piernas, de forma que pueda tocar el pecho de él, mientras el la abraza, al tiempo que introduce el lingam en el yoni.

- **Saumya:** Él se coloca en cuclillas sobre sus pies, coloca las manos debajo de la espalda de ella y la abraza con fuerza, mientras ella se abraza fuerte a su cuello.

- **Jrimbhita:** El cuerpo de ella se debe doblar en arco. Para ello se colocan almohadones bajo las caderas y la cabeza. Él se arrodilla sobre otro almohadón, mientras levanta el vientre de la mujer.

- **Veshita:** Ella cruza las piernas levantando un poco los pies y en esa posición se introduce el lingam en el yoni.

- **Venuvidarita:** Ella coloca una pierna sobre el hombro de él mientras deja la otra extendida y apoyada sobre la cama.

- **Sphutma:** Él, luego de introducir su lingam en el yoni de ella, le levanta las piernas y le junta con fuerza los muslos.

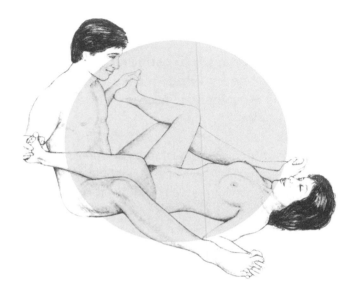

- **POSTURA PRONA DE MAITHUNA:** La postura prona se define como aquella en la que la mujer se coloca con el pecho y el estómago sobre el suelo o la cama -es decir boca abajo- y el hombre se acuesta sobre ella también boca abajo para así realizar la unión sexual. La mujer se coloca sobre sus manos y sus pies (no sobre las rodillas) y el hombre a su vez, se le acerca por detrás a su compañera, cae sobre su cintura y así realizan la unión sexual.

Existen dos variantes de esta postura:

- **Thenuka o postura de vaca:** Ella se apoya sobre sus manos y pies, mientras él se apoya sobre ella, introduciendo su lingam en el yoni. Si se tiene en cuenta que en la India, la vaca es un animal sagrado, se comprende por qué esta postura tiene una fuerte connotación religiosa, al menos para el hinduísmo.

- **Aybha o Gajasawa o postura de elefante:** Ella se tiende boca abajo. Él se tiende sobre ella también boca abajo, arqueando su torso para poder introducir su lingam en el yoni.

- **GAJASAWA O POSTURA DEL ELEFANTE:** La mujer se estira en la cama, boca abajo, con sus muslos levantados por un cojín. El hombre se acuesta sobre ella, con la fortaleza de un paquidermo y rozando con su lingam-trompa, los labios vaginales de su pareja. Doblando la espalda, empuja su cuerpo hasta que llega a penetrarla. En esta posición de entrada el hombre no puede rozar el clítoris, por lo que a ella le resulta más difícil llegar al clímax. Vatsiaiana, un religioso y escritor indio que vivió durante el periodo védico del Imperio gupta (entre los siglos IV y VI d.C.), recomienda la imitación de los animales en el momento de la unión: "De la misma manera podemos imitar la unión del perro, de la cabra, del ciervo, el contundente montar del asno, la unión del gato, el salto del tigre, el frotamiento de un verraco, y el montar de un caballo. Y en todos estos casos las características de esos diferentes animales deben manifestarse procediendo al igual que ellos".

- **POSTURAS SENTADAS EN EL SEXO TÁNTRICO:** La postura sentada es conocida también como Upavishta, aunque existen numerosas variantes:

  - **Padm:** Él se sienta con las piernas cruzadas y ella se sienta en su regazo, mientras él coloca sus manos sobre los hombros de ella.

- **Upapad:** Estando ambos sentados, ella levanta ligeramente una pierna, sosteniéndola con la mano, mientras le introduce el lingam en su yoni.

- **Vaidhurit:** Ambos sentados, se abrazan mutuamente del cuello, mientras introducen el lingam en el yoni.

- **Panipash:** Él toma los pies de ella y ella los de él, mientras introducen el lingam en el yoni.

- **Sanyaman:** Él pasa ambas piernas de la mujer por debajo de sus brazos y le toma el cuello con ambas manos.

- **Kaurmak o postura tortuga:** Se sientan de tal manera que sus bocas, brazos y piernas se tocan mutuamente.

- **Parivarti:** Igual a la postura de tortuga, con la variante de que él roza las piernas de ella con el codo.

- **Yugamapad:** Él sentado con las piernas muy abiertas, introduce el lingam en el yoni, mientras junta y aprieta los muslos de ella.

- **Vinardit:** Él levanta a ella por sus piernas y las pasa por encima de sus brazos, a nivel del codo, mientras la mueve a izquierda y derecha.

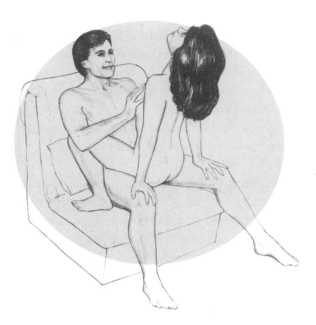

- **Markat:** Igual que Vinardit, sólo se diferencia en que él la mueve en línea perpendicular a su rostro, es decir, para atrás y para adelante.

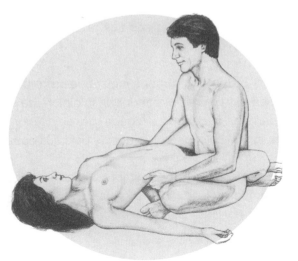

- **UTTHITA O POSTURAS DE PIE:** Las posturas de pie son tremendamente excitantes, y es por eso que se deben tener muy en cuenta ya que son una magnífica herramienta para mejorar las relaciones sexuales. Hay tres formas de practicar el sexo tántrico de pie, aunque la mayoría de ellas requieren una gran fortaleza física por parte de él y una mujer más bien liviana.

  - **Janu-kuru-utthita-bandha:** Significa "forma de pie con codo y rodilla". En esta postura, tanto el hombre como la mujer se colocan de pie, uno frente al otro. El hombre pasa los brazos por detrás de las rodillas de la mujer, sosteniéndola sobre la parte interna del codo. A continuación, él la levanta hasta la altura de la cintura, mientras ella se coge con ambos brazos al cuello de su compañero, disfrutando ambos del coito.

  - **Hari-vikrama-utthita-bandha:** En esta postura, ambos amantes se hallan de pie, y él levanta una pierna de ella, mientras que la otra pierna le sirve de apoyo.

  - **Kirti-utthita-bandha:** La mujer une sus manos y coloca sus piernas alrededor de la cintura de su compañero, quedando colgada de él. El hombre la sostiene colocando sus manos bajo sus caderas.

- **PUHAPAKA ASANA:** El hombre se halla encima mientras ambos están tendidos frente a frente, con las piernas juntas y los brazos encima de sus cabezas como si

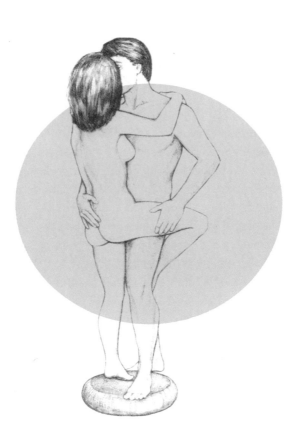

fueran a zambullirse. Para facilitar la penetración del hombre, la mujer debe primeramente yacer sobre sus espaldas con las piernas abiertas, las rodillas dobladas, exponiendo totalmente su yoni a la adoración de él o puja, como la diosa pétrea de Haiderabad. Una vez que él se haya encajado cómodamente en su interior, ella puede estirar nuevamente las piernas y besarle la boca durante todo el tiempo que dure la asana. Esta posición no facilita la penetración a fondo, pero ofrece contacto estimulante de la raíz del lingam con el clítoris. La mujer soporta la totalidad del cuerpo del hombre. En consecuencia la posición no sirve para todo tipo de parejas.

- **VAJROLIMUDRA:** Se lleva a cabo en una de las fases más avanzadas del tantra y permite diferenciar la musculatura del ano de la musculatura urogenital. El Vajroli Mudra implica cerrar el esfínter uretral para cortar la corriente de la orina a mitad de la micción. De este modo se refuerza la musculatura prostática y prepara el cuerpo para el sexo tántrico y los orgasmos sin eyaculación. En las mujeres, reafirma los tejidos de las paredes vaginales y reduce la tendencia a la frigidez.

  - En posición recta en una postura cómoda, con las palmas de las manos sobre los muslos.

  - Concentre su atención en el esfínter uretral, debajo del clítoris las mujeres y en la base del pene los hombres.

  - Inhale aire y retenga la respiración.

  - Contraiga el músculo que corta la emisión de de orina y, al mismo tiempo tire hacia arriba la parte baja del abdomen, como tratando de respirar por el pene o la vagina.

  - Relaje algo la contracción y exhale suavemente.

La energía sexual

El sexo tiene en los humanos dos etapas. La primera empieza en el cerebro, en las glándulas pituitaria y pineal, y acaba en las glándulas sexuales. La segunda etapa devuelve la energía a las glándulas dominantes del cerebro.

La salud, la dieta, el ejercicio y una actitud mental positiva tienen

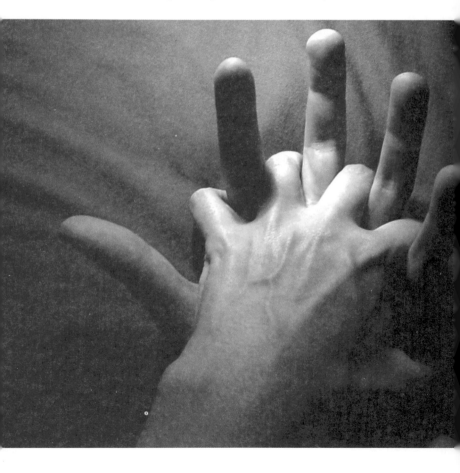

mucho que ver hacia una buena generación de energía sexual. Pero cada hombre y cada mujer es un individuo completamente único en su propio camino de energía sexual. Somos nosotros, con nuestras actitudes diarias, quienes escogemos la manera de canalizar y manejar nuestra energía sexual.

Los antiguos ejercicios sexuales estaban destinados a restablecer la armonía y los componentes bioquímicos esenciales ubicados en las glándulas sexuales de las regiones pituitaria e hipotalámica, que juegan un papel esencial en mantener el bienestar sexual. En ese sentido, los ejercicios sexuales se entendían como parte de un programa de rejuvenecimiento que estimulaban los sistemas glandulares y nerviosos.

La estimulación sexual desprende factores hormonales que tiene un efecto positivo. Al reciclar la energía sexual el cuerpo se equilibra y se armoniza, y el cuerpo se torna más activo. Este proceso es fruto de una actitud mental basada en la concienciación y la sensibilidad. La experiencia dictamina que el modo en que tenemos los orgasmos determina factores como la fatiga, el grado de irritabilidad o la facilidad de inspiración ante determinadas tareas.

Una actitud positiva frente al sexo hace crecer la energía interior, intensifica el placer y da sentido de unidad a las relaciones. Cuando se comparte un orgasmo genital se intensifican las sensaciones a un grado superlativo.

Las prácticas taoístas devuelven la energía que nos es vital para obtener la unidad en lugar de desperdiciarla en otros menesteres. A través de la meditación se puede llegar a descubrir el ser que todos llevamos dentro.

El círculo taoísta

Un antiguo método para reciclar la energía vital y sexual consiste en sentarse en el suelo con la espalda er-
guida. A continuación cerrar los ojos y dejar reposar la
lengua en el paladar, respirando por la nariz.

Luego, tratar de visualizar una nube blanca que se va
hinchando alrededor de nuestras caderas. Esta nube será
la responsable de nuestra elevación hacia una luz bri-
llante que va inundando nuestro cuerpo desde la cabeza
hasta los pies. Oímos el sonido del agua, el fluir de su
corriente.

Cada célula del cuerpo recibe el calor y la excitación
de esta luz dorada, inundando el pecho y cargando
nuestro cuerpo de energía vital. Este fluido penetrará en
la columna vertebral y desde ahí se dirigirá hacia el cuello y la base del cráneo. Finalmente fluirá hacia la parte
superior del cráneo, que se verá lleno de esta luz dorada
y cálida.

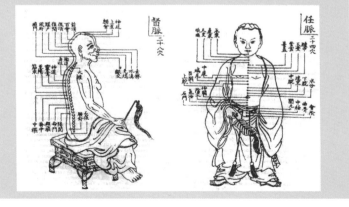

5. La práctica del tantra

El tantra es la única fuerza religiosa importante que pone el acento en la energía sexual como vehículo para la realización personal. El éxtasis de la energía sexual constituye una senda para redefinir la forma de hacer el amor, a fin de que la realidad sexual se convierta en una auténtica fuente de placer inolvidable.

La unión tántrica otorga energía, eleva la espiritualidad de los individuos y proporciona inspiración. No existen más límites que los que establece la propia mente.

Conseguir la sintonía mediante el abrazo

Cuando una pareja se abraza tiene lugar una cierta unión sexual y constituye una maravillosa forma para compartir un nuevo nivel de conciencia e intimidad entre dos personas al tiempo que constituye una sensación de unicidad profunda.

Si a ello se une la técnica de respiración unísona, se acrecienta aún más esa sensación de proximidad. Para conseguir la sintonía en este aspecto, se debe llegar a la inmovilidad física, disminuir la velocidad de respiración imaginando de forma activa su fuerza en el interior y sintiendo la intensidad de su flujo.

Unirse en la inmovilidad

Cuando se unen los genitales masculino y femenino se produce la cópula o unión. Cuando en esa unión se produce una situación de inmovilidad, la vagina se contrae alrededor del pene y es entonces cuando se activa el movimiento de las energías.

Esta unión extrasensorial hace que las parejas puedan llegar a alcanzar un estadio natural superior debido a que se ge-

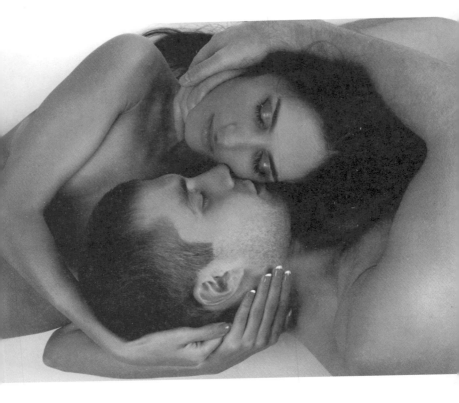

neran corrientes de energía vital que fluyen durante esa fase de inmovilidad.

La clave consiste en relajarse, abandonarse y dejar que surja por sí solo un estado natural en plenitud. En este estado de actividad mental es posible que se conformen una serie de imágenes mentales, sensaciones novedosas con las que será fácil sintonizar.

Unirse en la inmovilidad es una técnica simple que puede convertirse en una potente experiencia, al margen de la excitación genital que se haya conseguido.

El contacto a través de la piel

Las células del cuerpo masculino y las del cuerpo femenino tienen una polaridad eléctrica opuesta. A través del contacto prolongado de la piel, la cualidad bioenergética de cada ser humano surge hacia la superficie, donde se produce un intercambio. Esto trae inevitablemente como consecuencia una mayor armonía en la relación.

El contacto durante un periodo de tiempo prolongado, sin mayor placer que el roce, intensifica y equilibra los campos de energía. La satisfacción que la mujer busca a través del amor se hace más intensa y profunda, resultando más satisfactoria en todos los campos.

Cuando una pareja adopta el tantra en sus vidas, se asegura una relación auténtica, profunda y duradera.

Alternar la estimulación y la relajación

Una de las técnicas más habituales consiste en alternar la estimulación y la relajación en ciclos cortos de tiempo. Esta comunión íntima suele desembocar en un gran e intenso orgasmo final.

La primera fase de excitación puede ser breve, entre cinco y diez minutos, seguido de una fase relajación que puede durar el mismo tiempo. Tras completar esta primera fase, se puede seguir en ciclos sucesivos de estimulación y relajación que aumenten gradualmente el tiempo. De esta manera, y en fases que siempre deben estar entre los cinco y los veinte minutos, podremos alargar el tiempo de hacer el amor entre dos y tres horas. Esta técnica permite a los individuos decidir cómo y en qué momento tener un orgasmo y concluir en la relajación final.

Durante el tiempo que se esté realizando el amor es importante ir cambiando las posturas, pudiendo utilizarse como guías las que proceden del hatha yoga. La energía irá elevándose hasta el momento de la liberación final.

Algunas posturas del hatha yoga

Gracias al hatha yoga es posible establecer un diálogo íntimo y silencioso con el cuerpo humano, explorando los límites de nuestra realidad física. Las asanas o posturas nos ayudan a comprender el funcionamiento de nuestro organismo, ofreciendo distintas formas de expresión mediante los estiramientos o la mayor o menor flexibilidad que ofrece nuestro cuerpo.

- La postura de flexión hacia delante o Uttanasana: De pie, con los pies en paralelo, llevar la pelvis hacia atrás de manera que se alinee con los talones. Luego, levantar los brazos por encima de la cabeza, sujetando la mano con los codos y flexionar el tronco hacia delante, contrayendo los abdominales.

- La postura del perro cara abajo o Adho Mukha Svanasana: Boca abajo, se colocan las palmas de las manos en el suelo con los dedos abiertos. A cuatro patas, se estira completamente la columna, se presionan las palmas de las manos y los dedos de los pies contra el suelo, elevando las caderas hacia el techo y alargando el tronco y las piernas hasta formar una V invertida. El peso del cuerpo debe echarse hacia atrás empujando los abdominales a la columna y relajando el cuello.

- La postura de las rodillas al pecho o Apanasana: Tendida con la espalda contra el suelo, la mujer flexionar las rodillas hacia el tórax. Luego, coloca las manos sobre sus rodillas y estira la espalda de manera que vayas notando un cierto masaje lumbar.

- La postura eterna o Anantasana: Con el cuerpo girado sobre el costado izquierdo, mantener la pelvis estable. Flexionar el brazo izquierdo y apoyar la cabeza sobre una mano. Doblar la rodilla derecha de manera que con una mano se pueda coger el dedo del pie mientras se se estira la pierna hasta que quede perpendicular con el resto del cuerpo.

- La postura de la guirnalda o Malasana: Bajar el tronco hasta que queda en cuclillas. Los muslos y las rodillas empujan la energía hacia el centro impidiendo que se abran las caderas. De esta forma, se estira la parte baja de la espalda y trabaja el diafragma pélvico.

La meditación y las disciplinas de movimiento corporal

La práctica regular de la meditación y de algunas disciplinas de movimiento corporal como el yoga o la danza propician el goce de la sexualidad. En un coito tradicional, los amantes

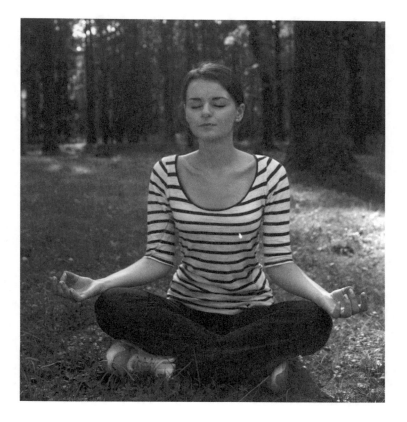

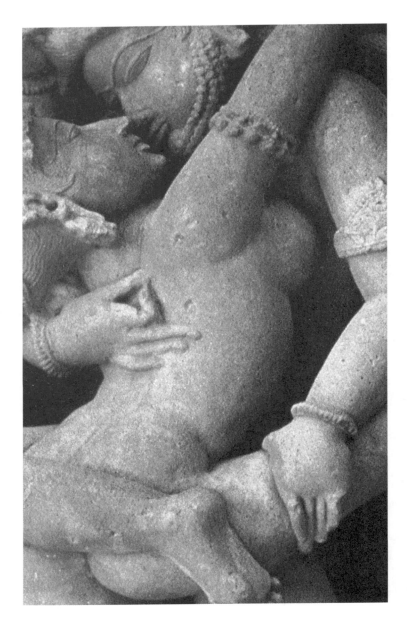

concentran sus sensaciones en la parte más sensible del pene y en el clítoris. La excitación de ambos órganos favorece la llegada del orgasmo y la posterior sensación de liberación.

En cambio, el coito tántrico es más sutil y está orientado hacia el intercambio de energías. La excitación sexual no se centra en un único órgano sino que impregna todo el cuerpomente. Las sensaciones que se experimentan son similares al orgasmo, pero vuelven una y otra vez en un continuo que no deja de cesar hasta que los amantes se lo proponen. Cuando ello ocurre, los amantes suelen hacerlo con extrema lentitud, sumiéndose en un éxtasis placentero que parece no tener fin.

Los amantes se acarician suave y tiernamente mediante movimientos acompasados, llenando su cuerpo de energía vital. En ocasiones las manos se sitúan a unos centímetros de la piel del otro cuerpo, deslizándose lentamente y recorriendo cada curva del otro cuerpo pero sin tocarlo. La energía vital, en estos casos, se vuelve más densa y compacta, más tangible y sólida.

La meditación es uno de los secretos tántricos que sirven para mantener la energía amorosa en una relación. Se trata de una forma física de comunicación que realizan algunas parejas y que sirve para nutrirse espiritualmente e intercambiar energía e intimidad. La meditación, en estos casos, ha de entenderse como una actividad fortalecedora capaz de crear un ambiente propicio en las parejas mucho más abierto de cara a la unión sexual.

Ambos deben tumbarse sobre su costado izquierdo, el que se sitúa detrás envuelve con sus brazos al que se sitúa delante, nutriéndolo así de energía reparadora. De esta manera se crea el equilibrio necesario para favorecer la armonía y la sincronización y sus energías consiguen vibrar en la misma frecuencia. Cuando la mujer sujeta al hombre, su mano derecha se apoya en el vientre, en la conexión con el tercer chakra o bien sobre la zona de sus genitales.

En esta postura ambos cierran los ojos y se relajan, concentrándose en la respiración. Si optan por la respiración armoniosa, ambos espiran al tiempo y retienen la respiración. Es importante que centren su atención en el chakra raíz, y de ahí y en orden ascendente vayan recorriendo el resto de chakras.

La meditación conjunta permite un mayor grado de comunicación en la pareja, por un lado fortalecen el contacto al estar uno contra el otro, también consiguen armonizar las energías sutiles al unificar la respiración y en último término armonizan sus chakras con lo que consiguen crear una comunicación regular.

Siguiendo el camino tántrico (y también meditando y practicando aún otras técnicas de desarrollo espiritual), el practicante se vuelve cada vez más consciente de todo lo que pasa en su alrededor, sobre todo a través de sus experiencias sexuales.

Los niveles de la energía sexual

Según la perspectiva tántrica, el sexo es magnético porque deseamos acercarnos al samadhi o alta conciencia, conocer las maravillas del amor elevado, de la trascendencia durante el acto sexual. La clave para saber si el sexo se convierte en auténtico tantra consiste en ver si la persona es realmente sincera y mira de adentrarse en sí misma. El sexo tántrico nos aparta de las concepciones de la vida cotidiana y nos acerca a lo trascendental.

El orgasmo tántrico se acerca a un tipo de experiencia cercana a la fusión, un lugar donde las armonías se armonizan y se funden y llega el momento en que nos sentimos "uno". La unidad de cualquier experiencia tántrica es una unidad radical, reconsidera la razón de vivir.

La meditación, en ese sentido, es una de esas autodisci-

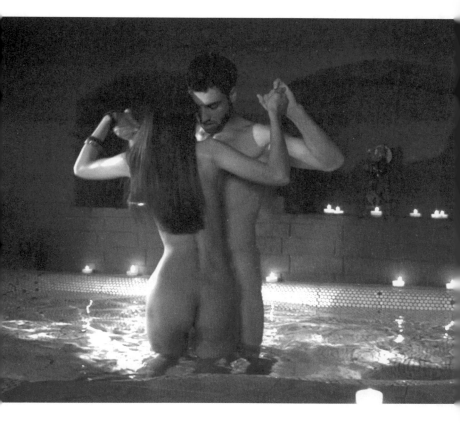

plinas que acercan al individuo a la trascendencia. Al practicar la meditación, aumenta la conciencia de las experiencias sexuales.

En el yoga se reconocen tres niveles de energía: tamas, rajas y sattva. El sexo rajásico es apasionado, emocionante, romántico y excitante. Tiene las cualidades del fuego, por lo que se asocia al color rojo. El sexo sattvático incorpora las cualidades de apertura y espacio para hacer que la experiencia de hacer el amor sea meditativa, serena, fluida y profunda. La energía sexual contribuye profundamente en el camino del crecimiento personal y en un sentido completo de realización.

A través del tantra, la energía sexual se armoniza con la vida espiritual y sus energías poderosas se ponen a disposición de la persona con el fin de trascender el ser. En la práctica, la mayoría de parejas alternan entre el amor rajásico y el sattvático. El deseo inteligente a la hora de experimentar la unión debe surgir desde dentro como un florecer espontáneo. Las normas rígidas para espiritualizar el sexo suelen obstruir el fluir natural de la persona.

Las caricias

Se dice que en la yema de los dedos fluye nuestra energía hacia el otro. Es por eso que las caricias con la punta de los dedos resultan sumamente estimulantes. El tantra posee maneras muy poderosas para activar la energía sexual de los amantes. Mediante el contacto, se activan esos flujos de energía y se consigue un encuentro sexual vibrante, gozoso y lleno de sensaciones.

El reconocimiento a través del espejo

Esta sencilla técnica consiste en sentarse ante un espejo, completamente desnudo y con la mirada fija en la imagen que tenemos ante nosotros. El objetivo es sentir el propio cuerpo físico a través de suaves caricias controlando la respiración. Estas placenteras sensaciones acercan a la persona a su pareja en el momento del encuentro, ya que es capaz de reconocer sus anhelos y deseos. Sentados en la posición de loto y respirando profundamente, se debe fijar la vista en la imagen que hay frente a nosotros hasta que esta desaparece. Esta postura debe mantenerse durante unos minutos hasta ser capaces de descubrir todo el potencial de nuestra energía. En ocasiones, este ritual puede hacerse en pareja, observando el cuerpo del otro como si fuera el propio, percibiendo la energía proyectada en la imagen del espejo.

Una suave caricia o un masaje son suficientes para conectarse consigo mismo y conectar con la pareja, además de ser un excelente aliado para crear confianza, intimidad, relajamiento y propiciar un ambiente sensual y apasionado. La clave de todo ello es activar la energía sexual sin producir excitación.

Recientes estudios han descubierto que en los primeros pasos de la excitación sexual domina el sistema nervioso parasimpático, mientras que en el momento del orgasmo domina el sistema nervioso simpático. El primero está ligado a los estados relajados del cuerpo-mente mientras que el segundo está más ligado a un cierto instinto de supervivencia. Para completar un acto de amor tradicional, la pareja debe cambiar las sensaciones placenteras del sistema parasimpático por las sensaciones tensas del sistema simpático.

Las caricias que ofrecen las manos al cuerpo del otro son como cables impulsores de energía que conectan dos seres sutiles, ofreciendo vida, movimiento y una conexión espiritual

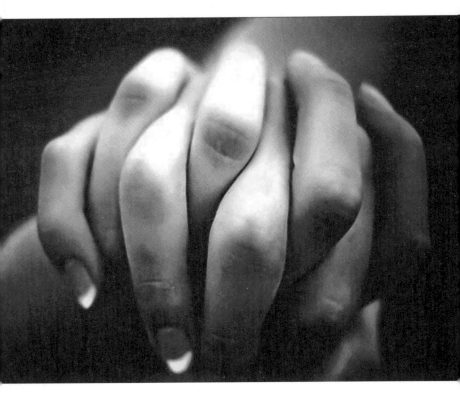

en pos de la unidad. Algunos científicos sostienen que durante el intercambio de caricias se produce un flujo de secreciones bioquímicas y fuerzas vitales beneficiosas para la salud.

Una de las técnicas habituales consiste en practicar la unión sexual silenciosa, con movimientos muy ligeros, abandonándose a una excitación placentera y tranquila. Los amantes se refugian en un estado de ánimo sereno y tranquilo en pos de la relajación total. Sin tensión genital, no se siente la necesidad del orgasmo ni la liberación que éste ofrece. Con el cuerpo en ese estado de relajación, el amor se acompaña de expresiones de cariño y afecto acompañado de la unión de los órganos sexuales. En este proceso se da una circunstancia muy curiosa, y es que cuando la tensión física disminuye, la exaltación espiritual aumenta, llegando a obtenerse visiones –en aquellas parejas más experimentadas– de una vida trascendente y plena. Pero para llegar a ello es importante que la mente haya llegado a un estado de brillantez, claridad, concentración y calma, que le pueda otorgar tales beneficios.

Las caricias tienen unos beneficios claramente reconocidos: fomentan la energía personal y el bienestar así como una intensificación de los lazos personales y el amor. No hay que olvida que este es el principal alimento de vida.

El éxtasis erótico
sin llegar al orgasmo

A menudo, el acto amoroso es un mero instrumento para alcanzar el orgasmo. Ello empaña buena parte del goce que significa hacer el amor. Una de las técnicas del tantra con la que se puede experimentar para conseguir cumbres de excitación orgásmica sin parangón es situar el cuerpo humano al borde del orgasmo pero sin llegar a ello.

Una mujer que practica esta técnica será capaz de acelerar o retrasar el orgasmo a su antojo, o conseguir un clímax mucho más intenso.

Un hombre que consigue dominar esta técnica puede descubrir que el famoso punto en el que ya no se puede retroceder no es tan inevitable después de todo. También descubrirá sensaciones de gran placer similares al orgasmo sexual pero sin necesidad de eyacular y sin perder la erección.

Para llegar a ello será preciso empezar desde un estado de relajación absoluto, tratando de percibir cualquier atisbo de excitación que pueda producirse. Tras relajar la región pelviana, procederemos a relajar manos y pies. Cuando la excitación vaya más allá, pensaremos en extender esa sensación a todo el cuerpo, tratando de no centrarla únicamente en los órganos genitales. Entonces, practicar la respiración profunda y, si es preciso, tratar de visualizar algún acontecimiento ajeno al acto sexual. Con la respiración profunda estaremos enviando el flujo de energía a cada rincón del cuerpo humano.

Tras unas cuantas semanas de práctica, sentiremos el amor de una manera más intensa y profunda.

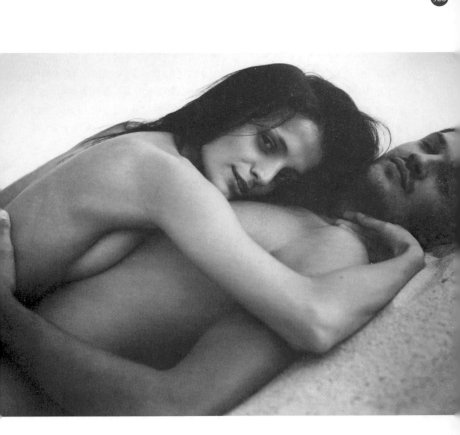

El movimiento lento

Las relaciones sexuales se tornan armoniosas en una pareja cuando el hombre hace el amor teniendo en cuenta los ritmos de su pareja, tratando de satisfacerla en todo momento.

En la concepción taoísta el hombre simboliza el fuego, que se enciende con prontitud y estalla tras calentarse, mientras que a la mujer se le otorga el papel del agua, cuya tendencia es calentarse y enfriarse suavemente, con lentitud y sosiego.

El tao aconseja al hombre regular sus eyaculaciones en función de su edad, su salud y su vitalidad. El semen, en ese sentido, se entiende como un regalo de vida y vigor que merece ser conservado. Así como la mujer es capaz de alcanzar múltiples orgasmos, el hombre puede alcanzar múltiples cumbres del placer con la eyaculación.

A la hora de hacer el amor, el hombre se mueve de manera lenta y acompasada, transitando desde lo lento hacia la quietud más absoluta. De esta manera, el siguiente impulso surgirá desde el yo más profundo. Es recomendable utilizar esta técnica durante no menos de cinco minutos e incorporarla como un ritual más.

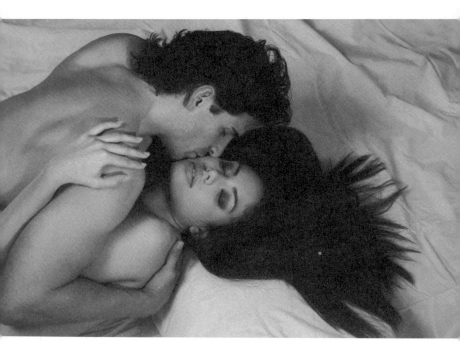

La gran ventaja de esta técnica es que permite aumentar la conciencia de todo cuanto sucede en el acto amoroso, hace estar mucho más pendiente de los detalles, sentir cómo se acelera o ralentiza el pulso de la pareja, así como de todas aquellas señales no verbales que surgen a la hora de hacer el amor.

El movimiento lento es una manera de concienciarse en la meditación del acto amoroso, percibiendo las sensaciones corporales y transportando a los amantes a un mundo de silencios y quietud que conectan al ser con su yo más íntimo.

La retención en el hombre

Desde tiempos inmemoriales el hombre ha practicado la retención, retirándose antes de eyacular con el fin de no dejar embarazada a la mujer. Es lo que se conoce tradicionalmente como coitus interruptus. En la retención tántrica, el hombre se retira antes de alcanzar el punto inevitable de la eyaculación para conseguir los efectos eróticos deseados. A efectos prácticos, cuanto mayor sea el grado de retención, mejor será la liberación en el momento del éxtasis.

Retrasar el orgasmo es un modo de que el hombre consiga aprender a aguantar más tiempo y aportar mayor peso a la felicidad mutua.

Durante los minutos de descanso, la no estimulación pasa a un segundo plano, dejando protagonismo a las caricias realizadas con suavidad y sensibilidad. También son útiles estos momentos para reconocer los sentimientos más profundos de la pareja.

Con ello, la mujer empieza a contraerse y a relajarse hasta tener un dominio total de su excitación consiguiendo, en este ciclo de estimulaciones y descansos, una serie de orgasmos regulares. Esta alternancia de fases es uno de los secretos para llegar al éxtasis. A través de la magia del ritmo hacer el amor se puede convertir en una experiencia elegante y profunda. La magia de navegar juntos hacia el éxtasis puede convertirse en una experiencia única.

Para llegar al éxito es necesario aunar la cooperación femenina y la disciplina masculina. En resumen:

- Empujar un mínimo de cinco veces después de la primera penetración, al cabo de ese periodo, salir.
- Permanecer junto a la entrada de la vagina tras los primeros empujes.
- Seguir con dos empujes rápidos y en profundidad.
- Seguir con una nueva serie de empujes delicados en la entrada de la vagina.
- Concluir con dos empujes más profundos en lo más profundo de la vagina.
- Alcanzar el orgasmo tras un largo y suave empuje.

El poder de la respiración

Controlar la respiración es sinónimo a poder controlar el acto sexual en todas sus facetas. Las distintas formas de hacer el amor tienen sus distintas maneras de respirar. Para disfrutar del orgasmo y disfrutar más, y a su vez hacer disfrutar más a la pareja, hay que hacer que la respiración sea larga, lenta y profunda, relajando la mente y el cuerpo. Si lo que deseamos es que los orgasmos sean más intensos, una de las técnicas consiste en contener el aliento en el instante en que llega el momento y liberarlo en el momento que llega. Una respiración superficial, corta, antes del orgasmo, podría llegar incluso a incrementar la sensación de un mayor placer y goce.

Muchos ejercicios energéticos se basan en una comprensión profunda del poder de la respiración. Las personas que practi-

Respiración testicular

Esta serie de ejercicios resultan de gran ayuda para controlar la eyaculación.

- Sentarse en el borde de una silla.
- Debe utilizarse una ropa cómoda, amplia, preferiblemente de algodón o de una materia natural.
- Inhalar subiendo los testículos, mantenerlos así un momento y exhalar lentamente bajándolos. Cada inhalación penetra en los testículos.
- Guiar la energía seminal hacia el perineo, inhalando y subiendo los testículos.
- Guiar la energía seminal hacia la espalda poco a poco como si se estuviera contra una pared. Esto activará la bomba sacra y craneana. Se mantiene la atención en el sacro y se exhala lentamente.
- Relajar el sacro y el cuello retornándolos a su posición normal. Esto ayudará a la activación de la bomba sacra y craneana.
- Inhalar y guiar la energía de nuevo hacia el perineo.
- Guiar la energía hacia la cabeza para almacenarla en un movimiento espiral, primero 36 veces en sentido de las manecillas del reloj y posteriormente 36 veces en sentido inverso.
- Bajar la energía por la órbita microcósmica.

can la meditación descubren a partir de la respiración, que cuando esta se torna calma y paz, a la mente le sucede lo mismo.

- **Respiración lenta y prolongada.** Al inhalar echar hacia atrás la cabeza, para relajarse y eliminar las tensiones. Esta respiración ayuda a ser más receptivo y conectado durante el encuentro sexual. Por otro lado, también se pueden realizar respiraciones lentas y prolongadas cuando suba mucho el nivel de excitación y sea necesario bajarlo un poco (o bastante). Esta respiración es efectiva para bajar la excitación y controlar la eyaculación. También se puede utilizar en momentos de ansiedad o estrés y se pretende conectar con el erotismo y el placer del encuentro sexual.

La respiración Pranayama

La respiración Pranayama es característica del yoga y designa a una serie de ejercicios respiratorios para el control vital del cuerpo. Muchas son las personas que respiran incorrectamente sin darse cuenta que de la calidad de la respiración depende la calidad de la vida o que una pobre respiración genera una pobre vida. El aire es el principal elemento natural que la célula precisa para vivir, el principal alimento y fuente de vida y energía del ser humano, sin el cual, perecería. Nacemos con la primera inspiración y vivimos mientras sigamos respirando.

El Pranayama es un arte inseparable del yoga que posee técnicas para hacer que los órganos respiratorios se muevan y ensanchen a voluntad, de forma rítmica e intensa. Consiste en un largo y sutil flujo sostenido de la inspiración (*puraka*), la espiración (*rechaka*) y la retención de la respiración (*kumbhaka*). *Puraka* estimula el organismo; *rechaka* arroja fuera el aire viciado y las toxinas; *kumbhaka* distribuye la energía a través del cuerpo.

La práctica del Pranayama induce una serie de beneficios a corto plazo:

- Mejora la captación de oxígeno y la eliminación del dióxido de carbono.
- Purifica las vías respiratorias y los pulmones incrementan su circulación sanguínea.
- Asegura la apropiada circulación de los fluidos corporales en los riñones, estómago, intestinos, hígado, etc. Estimula el proceso digestivo.
- Purifica la sangre.
- Tonifica el corazón, el sistema nervioso, la médula espinal, y el cerebro.
- Durante la retención se estimula la respiración celular.

- **Respiraciones rápidas y superficiales.** Este tipo de respiración aumenta el nivel de excitación. Se puede usar cuando precisamos de una mayor estimulación durante la relación sexual. También se utiliza para fa-

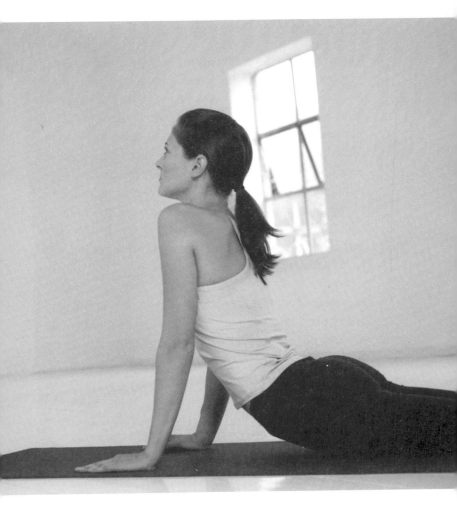

cilitar el orgasmo, en particular, el orgasmo femenino. Realizar la siguiente secuencia respiratoria si se quiere dar un impulso adicional cuando se esté a punto de alcanzar el orgasmo: hacer 15 respiraciones rápidas y superficiales y luego una respiración abdominal profunda. Repetir la secuencia si es necesario.

- **Respiraciones largas, continuas y profundas.** Estas respiraciones profundas deben provenir del abdomen. Se pueden utilizar para sostener las sensaciones orgásmicas, ya se trate de pequeñas o grandes olas de placer, o para expandir por todo el cuerpo la sensación de un inmenso estallido al momento del orgasmo. Este tipo de respiración es muy efectiva para hombres y mujeres. Requiere que en el momento del orgasmo convertirse también en un observador de la propia experiencia de placer. Esta consciencia de ti mismo transformará la experiencia sexual en un estado de gozo y éxtasis.

- **Respiración al unísono.** La respiración al unísono consiste en respirar al mismo ritmo que la pareja, esto es, inhalar cuando ella inhala, y exhalar al mismo tiempo también. Este tipo de respiración se puede realizar cuando se abraza a la pareja (sin unión sexual) y durante el acto sexual, en especial en aquellas posiciones sexuales donde ambos están sentados. Sirve para que ambos entren en una misma sintonía, lo que facilitará la comunicación y la conexión emocional y física entre ambos. Permiten que la pareja vaya más allá de las necesidades individuales y genere una experiencia sexual compartida, donde lo que uno hace refleja lo que el otro desea o necesita. También se nivelan los niveles de excitación sexual de ambos. Según el tantra, de esta manera se unen los corazones y las almas.

Las parejas tántricas respiran en sincronía para ayudarse a sentirse más cerca y alcanzar armonía en su relación. El aire se debe inhalar lentamente, aguantando la respiración, para luego soltarlo de la misma forma. En este momento, ambos deben concentrarse en la respiración, como si se tratase de un único cuerpo. Este ejercicio debería alargarse unos cinco minutos para lograr la total sincronización.

- **Respiración alternada.** Cuando uno inhala, el otro exhala y viceversa. Al igual que la respiración al unísono, se puede realizar con y sin unión sexual. También hace posible el intercambio energético y favorece la conexión y el entendimiento entre la pareja. Se puede lograr un profundo estado de unión sexual y espiritual a través de la respiración alternada.

Llegar a un estado de ánimo sagrado

La experiencia de una sexualidad consciente y plena puede conducir a un estado de conciencia más elevado en el que la felicidad intrínseca trasciende todo placer sexual. Para llegar a ello es preciso alcanzar un alto grado de estabilidad mental y emocional y alcanzar un estado de calma meditativa que propicie tal estado. Además de eso, debe existir una voluntad de abarcar la dimensión divina o infinita de la vida.

La mujer, en ese sentido, simboliza la perfecta expresión de la energía divina mientras que el hombre sería la expresión ideal de la conciencia divina. Al unirse, forman la conciencia

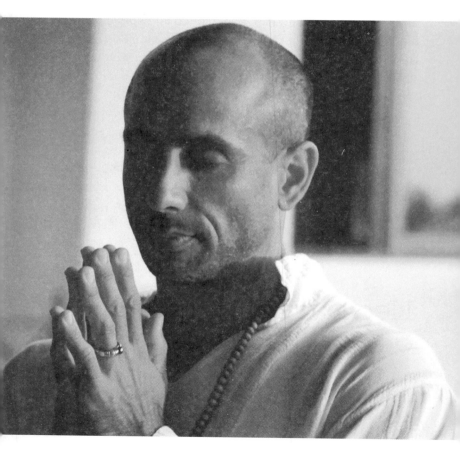

pura y primordial que genera la paz y felicidad de nuestra naturaleza última.

La pareja, al alcanzar ese estado más alto de conciencia posible, están viajando conjuntamente hacia la Iluminación. En ese abrazo espiritual, la conciencia se purifica mientras que los cuerpos sutiles de la pareja se entrelazan, se unen, purifican y equilibran. Cuando se produce la total polarización, se produce el orgasmo tántrico regenerativo.

El tantra avanzado

El tantra avanzado requiere un entendimiento profundo y una disciplina de la mente y el cuerpo que se alcanza tras muchos años de práctica. Las prácticas avanzadas, destinadas a alcanzar rápidamente la Iluminación, no suelen funcionar en la mayoría de parejas.

Se requiere un nivel de meditación muy alto con el fin de alcanzar una mente aguda. El sexo, en estos casos, se hace evidente que no es más que una parte natural de la vida del ser humano. El amor, el éxtasis, la conciencia y la armonía con la naturaleza constituyen entonces la base sobre la que se asienta la pareja.

El valor del tacto se amplía, ya que de él emana la energía sutil. Considerado más íntimo que el resto de los sentidos, ayuda a mover la energía de la columna vertebral y a mover la fuerza espiritual y sexual del Kundalini. Al tiempo, tiene un efecto concentrado de las emociones, el deseo se satisface y se alcanzan los estados elevados de conciencia.

Al profundizar en el cuerpo físico se descubre un cuerpo

más verdadero y profundo. Es la misma sensación que se produce cuando se hace el amor, cuando la pareja se funde a través del clímax de la energía tántrica.

Los amantes tienen como parte de su naturaleza una unidad luminosa, abierta y feliz. El cuerpo es su templo, su altar interior, el espacio universal de la felicidad cósmica.

Bibliografía

Camphausen, R., *Diccionario de la sexualidad sagrada*, José Olañeta Editor.

Douglas, N., y Slinger, P., *Secretos sexuales*, Editorial Martínez Roca.

Evola, J., *El yoga tántrico*, Editorial Edaf.

Grof, Ch., y S., *La tormentosa búsqueda del Ser*, Los libros de la liebre de Marzo.

Muir, Ch. y C., Tantra. *El arte del amor consciente*, Ediciones Integral.

Pandit, M.P., *Kularnava tantra. El rito de las cinco cosas prohibidas*. Editorial Eyrás.

Rawson, P., *El arte del tantra*, Ediciones Destino.

Svoboda, R., *Ayurveda, medicina milenaria de la India*. Editorial Urano.

Trungpa, Ch., *El amanecer del tantra*, Editorial Kairós.

Van Lysebeth, A., Tantra. *El culto de lo femenino*, Ediciones Urano.

Varenne, J., *El tantrismo o la sexualidad sagrada*, Editorial Kairós.

Woodroffe, J., *Principios del tantra*, Editorial Kier.

Woodroffe, J., *Sakti y Sakta*, Editorial Kier.

En la misma colección

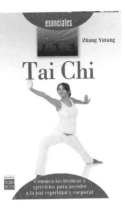

TAI CHI
Zhang Yutang

El Tai Chi surge en China, en los monasterios diseminados por todo el Imperio hace cientos de años, como un arte marcial orientado a que los guerreros aprendieran el perfecto movimiento de su cuerpo y conocieran su mente y su espíritu. En la actualidad se practica con aplicaciones terapéuticas para la consecución de un mayor equilibrio físico y psíquico.

Toda persona, animal o planta tiene una energía que debe estar en equilibrio. Cuando esto no sucede, se manifiestan los problemas de salud y las enfermedades. Este libro presenta una atractiva introducción a la práctica de esta técnica y una exposición de los estilos más populares con el fin de que cualquier persona pueda aprender a moverse de acuerdo con los flujos de la Naturaleza.

REFLEXOLOGÍA
Kay Birdwhistle

Cuando se tiene una dolencia o se sienten emociones negativas, una opción es sufrirlas y la otra –más inteligente– es intentar controlarlas o suprimirlas. La influencia benéfica y relajante de la reflexología está fuera de toda duda. A través del estudio de las plantas de los pies, un terapeuta puede comprobar las conexiones energéticas de cada área de nuestro organismo y, mediante una serie de técnicas, puede fortalecer el sistema inmunológico, reducir el estrés, depurar y drenar toxinas o trabajar las emociones profundas y los miedos. Este libro brinda la oportunidad de conocer las técnicas esenciales de la reflexología para que todo el mundo las pueda ir incorporando a su vida diaria y sean una ayuda eficaz para conocer el propio cuerpo, sus armonías y sus desequilibrios.

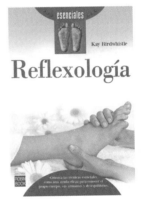

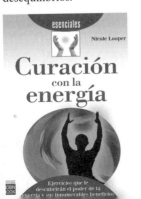

CURACIÓN CON LA ENERGÍA
Nicole Looper

Todos los seres vivos poseen fuentes de energía que vibran a una frecuencia determinada. Esta energía dinámica alimenta cada parte del organismo para que funcione de manera correcta. Si sucede un bloqueo, la salud física, emocional o espiritual puede verse mermada e inducir a la enfermedad. Este libro explora los diferentes mecanismos que llevan a la curación a partir de las diferentes técnicas existentes, desde la acupuntura a las flores de Bach pasando por técnicas como la cromoterapia o los cristales de cuarzo. Todo ello fundamentado en los principios de la resonancia de la energía y en la polaridad de los elementos.

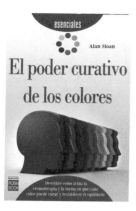

EL PODER CURATIVO DE LOS COLORES
Alan Sloan

Descubre como actúa la cromoterapia y la forma en que cada color puede curar y restablecer el equilibrio

Los colores ejercen influencias emocionales en las personas a través de las vibraciones que generan sus frecuencias y longitudes de onda. La cromoterapia sostiene que el ser humano es como un prisma, capaz de absorber la energía de cada uno de los colores del espectro cromático para distribuirla por el organismo a través de los canales energéticos.

En este libro el lector encontrará una guía práctica que le introducirá en la terapia del color, ahondando en las propiedades de los principales colores que se utilizan y sus aplicaciones en el hogar, la ropa o la alimentación con el fin de lograr una vida saludable y plena.

KUNDALINI YOGA
Ranjiv Nell

Kundalini yoga es una disciplina física, mental y espiritual que basa su trabajo en el desarrollo de la energía a través del cuerpo humano, despertando así el gran potencial creativo latente que hay en cada persona. Este libro te muestra de una manera sucinta los movimientos, posturas, sonidos, respiraciones y meditaciones precisas que comandan diferentes partes del cuerpo, el sistema nervioso y el sistema energético vital con el fin último de fortalecer el vínculo de cada persona con su espíritu.

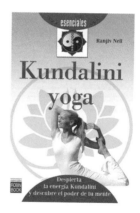

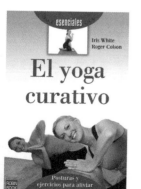

EL YOGA CURATIVO
Iris White y Roger Colson

El yoga es un sistema sumamente eficaz para alcanzar un estado de equilibrio físico y emocional. Su práctica no sólo aporta una evidente mejoría en la capacidad respiratoria sino que además actúa de forma muy favorable sobre los órganos internos. Este libro sintetiza toda la sabiduría y la experiencia de la práctica del yoga curativo o terapéutico en un programa que muestra cómo cada persona puede optimizar la salud y alcanzar la curación.

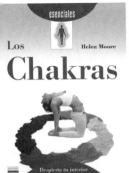

LOS CHAKRAS
Helen Moore
Despierta tu interior y aprovecha al máximo tu sistema energético.

Los Chakras son siete centros energéticos situados en el cuerpo humano. Su conocimiento nos llega a través de la cultura tibetana forjada a través de la experiencia personal de los maestros de Shidda Yoga. La energía del cosmos atraviesa nuestro cuerpo trabajando en esa red de centros energéticos sutiles. Los chakras captan esa energía del ser humano y la hacen circular hacia el macrocosmos. Los chakras nos conectan con nuestro mundo espiritual y de su equilibrio depende en buena medida nuestra salud. De nuestra capacidad para leer las señales de estos centros de energía y rectificar o corregir su trayectoria dependerá que podamos evitar determinados trastornos.

LOS PUNTOS QUE CURAN
Susan Wei
Alivie sus dolores mediante la digitopuntura.

La técnica de la estimulación de los puntos de energía y del sistema de meridianos es tan antigua como la misma humanidad. Se trata de una técnica que recoge la enseñanza de lo mejor de la acupuntura, del shiatsu y de la acupresura para el alivio rápido de diferentes síntomas. Y que en caso de enfermedades crónicas, sirve de complemento a los tratamientos médicos prescritos. Este libro es una guía que indica la situación de cada punto de energía para una práctica regular que devuelva la armonía a la persona y pueda protegerla de algunas enfermedades.

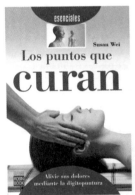

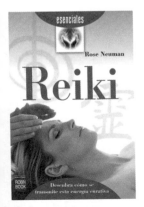

REIKI
Rose Neuman

Reiki es un sistema de armonización natural que utiliza la energía vital del Universo para tratar enfermedades y desequilibrios físicos y mentales. Su fundamento original se basa en la creencia hinduista de que el correcto fluir de la energía vital a través de los distintos chakras del organismo asegura un buen estado de salud. Rose Neuman ha escrito un manual esencial para conocer cada uno de los estamentos del Reiki, de forma que el terapeuta o la persona que se inicia en su práctica conozca sus fundamentos para vivir de una forma más saludable.

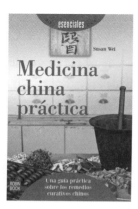

MEDICINA CHINA PRÁCTICA
Susan Wei

La medicina china comprende una serie de prácticas y fundamentos teóricos que trabajan en pos de una terapéutica global que tiene en consideración todo cuanto sucede en el organismo, la forma de manifestarse una enfermedad y cómo responde a los estímulos del entorno. Este libro trata de dar a conocer cuáles son las principales terapias que aplica la medicina tradicional china en su esfuerzo por restablecer la salud y el bienestar de las personas y ofrece al tiempo un catálogo de las enfermedades más comunes y los remedios que deben aplicarse. No son más que motivos de inspiración para reencontrar el equilibrio y vivir de forma más saludable.

MANDALAS
Peter Redlock

Los mandalas son representaciones esquemáticas o simbólicas que tienen forma circular y están realizados con una clara intención espiritual. Todas las culturas poseen sus propios mandalas, son símbolo de lo infinito, lo eterno y lo divino que hay en el interior de todo ser humano. Este libro es una guía práctica para conocer el origen y significado de los mandalas pero también es un ejercicio práctico en el que el lector podrá usarla como psicoterapia natural, pintando sobre algunos de los mandalas que le guiarán en el conocimiento de sí mismo.

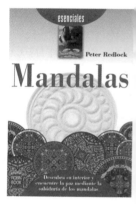

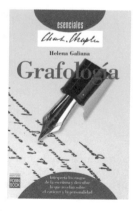

GRAFOLOGÍA
Helena Galiana

Todas las claves para interpretar los principales rasgos de la escritura y conocer su significado y lo que revelan sobre el carácter y la personalidad.

La escritura se ha convertido en una seña de identidad capaz de reflejar los más increíbles aspectos de la persona. En la actualidad, por ejemplo, no hay empresa de selección de personal que no se valga de la grafología para analizar detalladamente a los aspirantes a ocupar un puesto de trabajo. El lector encontrará en este libro una guía completa para iniciarse en la ciencia grafológica, y descubrirá en ésta una sorprendente herramienta para conocerse mejor a sí mismo y a los demás.

- Conozca la técnica grafológica y sus aplicaciones.
- Aprenda a descifrar lo que nos revela la firma.
- Lo que revela la grafología sobre la sexualidad.